中国医学临床百家·病例精解

山西医科大学第二医院

骨肿瘤 病例精解

总 主 编　李　保　赵长青
主　　编　李立志　吕　智
副 主 编　武壮壮　吕　嘉　兰彦平
编　　委　（按姓氏音序排列）
　　　　　范　伟　高远鹏　毋斌强
　　　　　张华栋　赵　峰　赵　伟

科学技术文献出版社
SCIENTIFIC AND TECHNICAL DOCUMENTATION PRESS
·北京·

图书在版编目（CIP）数据

山西医科大学第二医院骨肿瘤病例精解 / 李立志，吕智主编. —北京：科学技术文献出版社，2020.8

ISBN 978-7-5189-6859-6

Ⅰ. ①山… Ⅱ. ①李… ②吕… Ⅲ. ①骨肿瘤—病案—分析 Ⅳ. ① R738.1

中国版本图书馆 CIP 数据核字（2020）第 109077 号

山西医科大学第二医院骨肿瘤病例精解

策划编辑：胡 丹	责任编辑：胡 丹 张博冲	责任校对：张吲哚 责任出版：张志平

出 版 者	科学技术文献出版社
地 址	北京市复兴路15号　邮编 100038
编 务 部	(010) 58882938，58882087（传真）
发 行 部	(010) 58882868，58882870（传真）
邮 购 部	(010) 58882873
官 方 网 址	www.stdp.com.cn
发 行 者	科学技术文献出版社发行　全国各地新华书店经销
印 刷 者	北京虎彩文化传播有限公司
版 次	2020 年 8 月第 1 版　2020 年 8 月第 1 次印刷
开 本	787×1092　1/16
字 数	92 千
印 张	8.75
书 号	ISBN 978-7-5189-6859-6
定 价	78.00元

序

医疗技术的突飞猛进和交叉融合给健康带来了福音，大数据和人工智能的开发利用把医疗技术推向一个以往难以企及，但如今却可能成为现实的时代。随着这些新理念、新技术的落地，医疗健康日益受到人们的重视。毋庸置疑，所有这些技术都是借助医务人员的智慧与汗水，通过一个个具体的案例完成的。如果能把这些案例加以归类、总结、提炼和升华，那么这些案例将不再仅仅是存在于医院病案室的档案，而是可以借助出版平台进一步传播，让更多的临床医师快速掌握疾病的诊疗思路、提高诊疗水平的阶梯。如此，原本局限于某家医院某个科室的一个案例，完全有可能通过多层次大范围的链接，延伸为可供临床借鉴和参考的范例，最大限度地发挥其示范效应，最终使患者获得最大的受益，即临床治疗的效果。这一实践也正好符合分级诊疗和医疗资源下沉的顶层设计。

随着诊疗技术的发展和对疾病诊疗精准化的要求越来越高，专业的划分也越来越细，因此一本书中难以包罗万象。我们以丛书的形式，将临床多个学科的案例进行分门别类的梳理，以便最大限度地展示相关学科精彩纷呈的工作。阅读这套丛书，读者会从另一个侧面感受到医务人员鲜为人知的故事，如为了开展一项新技术，如何呕心沥血，千里迢迢甚至远涉重洋，学习交流取经；为了治疗一种复杂疾病，如何组织多学科协作公关等。有时风平浪静，有时惊涛骇浪，无论遇到什么情况，作为实施医疗工作的一线人员，总是犹如千里走单骑，又犹如弹奏钢琴曲，可谓剑胆琴心。

这套丛书的一个亮点是按照病历摘要、病例分析和专家点评的编排体系，把每个病例按照临床实践中三级医师负责制的实际工作场景真实地予以再现，从中可以看到专业理论、医疗技术、临床思维有机结合的精彩画面。这样编排的好处是有利于临床医师和有一定文化背景的非专业人士，对某一疾病透过现象看本质，从疾病的主诉入手，利用现有的和可以进一步检查得到的资料，由浅入深，由此及彼，最终获得规律性的素材，据此抽丝剥茧，通过逻辑推断，获得正确的认识和结论，即临床诊断；接下来进行相关的个性化治疗，为广大患者造福。可以毫不夸张地讲，疾病诊断和治疗的过程有时候丝毫不亚于福尔摩斯对复杂案例的侦探和破解。

值此山西医科大学第二医院百年华诞之际，我们策划出版《山西医科大学第二医院病例精解》系列丛书，通过病例这个媒介，记录下我们医院百年来各科室的优秀学术思想和成果。如果把一个个的案例比作鲜花丛中的一朵朵蓓蕾的话，那么该系列丛书必将喷出醉人的芳香，将为实现人人健康、全民健康、全程健康的顶层设计做出贡献。

李保 邓大青

二〇一九年一月十九日

前　言

　　骨肿瘤是指发生在骨骼上的肿瘤，包括原发性和继发性肿瘤。其发病率低，患者人数少，基层医院的医师每年接诊的此类患者数量非常少，诊断及治疗经验缺乏，误诊误治相当严重，有时会带来灾难性的后果，特别是恶性肿瘤。原发恶性肿瘤常见于青少年，尽管近几年骨肿瘤的诊断与治疗取得了很大的进展，但治疗结果仍不尽人意，给家庭和社会带来了沉重的负担。

　　骨肿瘤的治疗基本分2步：切除与重建。恶性肿瘤的切除要求彻底干净，以减少局部复发及远处转移。没有经过专业训练的医师常为了重建的方便而对肿瘤采取姑息性切除，因此复发是必然的。骨肿瘤医师应该坚持的原则和理念是：肿瘤第一，功能第二，如若复发转移，生命都不能保证，重建的良好功能没有任何意义，所以一定是在彻底切除的基础上再想办法重建。肿瘤切除后的功能重建需要运用到骨科的多种技术，如内固定技术、关节置换技术及脊柱重建方法等。

　　因此，骨肿瘤专业是特殊的专业，亦是对医师要求很高的专业，专科医师不仅要有扎实的骨科技术，还必须有肿瘤治疗的相关知识。一名专业的骨肿瘤医师必须经过多年的骨科和肿瘤科培训，才能更好地诊治患者，为患者服务。

　　我们从山西医科大学第二医院骨科医师经诊的病例中精挑细选，选取具有代表性的人体各部位骨肿瘤病例，经过反复讨论、论证，编著出《山西医科大学第二医院骨肿瘤病例精解》。每篇文章从病史、影像学检查、手术及讨论等方面再现疾病诊疗过程，具体、生动、易于理解，使读者很快抓住要点，理解骨肿瘤的诊治思路及要点。

本书的及时推出，既能普及骨肿瘤的诊断及治疗方法，也展示了我院骨肿瘤团队的诊疗理念并证实其有效性，同时还为在基层推广骨肿瘤基础知识与新进展提供了一个很好的途径和方法，为基层医师和年轻医师以后诊治骨肿瘤疾病奠定基础。

本书在编写过程中得到出版社同志的精心帮助，在此表示衷心的感谢，同时也感谢编委会同事们的辛苦付出，使得本书正常出版。路漫漫其修远兮，吾将上下而求索，谨以此书与大家共勉。

目　录

第一篇
骨巨细胞瘤

骨巨细胞瘤（giant cell tumor，GCT）是一种由成片的肿瘤性卵圆形单核细胞和其间散在均匀分布的大的类破骨细胞样巨细胞构成的原发性髓内骨肿瘤（图 1），以局部侵袭及复发为主要特征。

GCT 是临床常见的骨肿瘤之一，占原发性骨肿瘤的 3% ～ 8%，约占所有原发良性骨肿瘤的 20%。相比欧美人种，亚洲人的 GCT 发病率更高，约占原发骨肿瘤的 20% 左右。GCT 性别发病差异不明显，发病高峰年龄为 20 ～ 40 岁，虽然 10% ～ 15% 的 GCT 出现在人生的第 2 个十年期间，但很少发生在骨骼未成熟的个体，在 10 岁以前极为罕见。20% ～ 30% 的患者呈持续性进展，约 5% 发生肉瘤变，1% ～ 4% 发生肺转移。GCT 好发于长骨末端，其中股骨远端、胫骨近端及桡骨远端是四肢 GCT 的好发部位。约 5% 的 GCT 累及扁骨，以骨盆多见。骶骨是中轴骨中最常受累的部位，而其他椎体 GCT 并不多见。

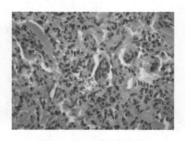

图 1　GCT 典型形态

笔记

001 右胫骨近端骨巨细胞瘤

病历摘要

患者，男性，28 岁，已婚。主因右膝部间歇性疼痛 1 年，加重半年入院。

[现病史] 患者于 2014 年 5 月活动后出现右膝部疼痛，休息后明显缓解，活动后、行走时明显加重，未予特殊诊治，上述症状逐渐加重，为求进一步诊治入住我科。患者自发病以来精神、饮食、睡眠可，大小便正常，体重未见明显改变。

[既往史] 体健。

[入院查体] 双下肢等长，肌力及肌张力正常。右膝部皮肤完整无破损，表面皮温偏高。右膝关节周围压痛（＋），纵向叩击痛（＋），关节活动度正常。右足背动脉搏动可触及，末梢血运好。

[辅助检查] ①术前 X 线：右胫骨近端溶骨样破坏，边界清楚，未见骨化及软组织肿块（图 1-1）。②术前 CT：右胫骨溶骨样破坏，后侧骨皮

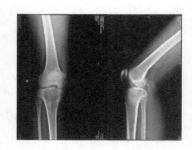

图 1-1 术前 X 线

质破坏，未见明显软组织肿块（图 1-2）。③术前 MRI：右胫骨近端骨病灶，后侧骨皮质破坏，未见明显软组织肿块（图 1-3）。

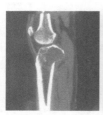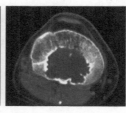

图 1-2 术前 CT

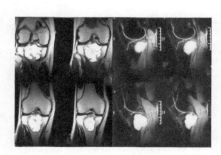

图 1-3　术前 MRI

[诊断]　右胫骨近端骨巨细胞瘤。

[治疗]　积极术前准备后行右胫骨近端病灶刮除＋骨水泥填充＋钢板内固定术，术后病理回报骨巨细胞瘤。复查 X 线示右胫骨近端病灶刮除，骨水泥填充内固定（图 1-4）。

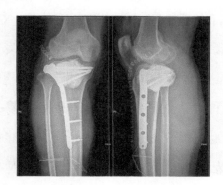

图 1-4　术后 X 线

病例分析

胫骨近端是骨巨细胞瘤的第二好发部位，骨巨细胞瘤生物学行为复杂多变，呈侵袭性生长，具有局部复发倾向，少数患者发生肺转移。一直以来骨巨细胞瘤的细胞发生、组织学性质和分级方法等随着研究的进展不断发生变化。Campanacci 和 Enneking 分别提出骨巨细胞瘤相应分级方法。但在长期的临床实践过程中发现，这些分级方法尽管均有一定的指导意义，却与骨巨细胞瘤的预后不完全一致。

GCT 的诊断难度不大，临床上缺少特征性表现，影像学检查具有较大的提示诊断价值，相比 X 线片而言，计算机断层扫描（computed tomography，CT）对于 GCT 所在部位的骨皮质变化情况可提供更为准确的评估，磁共振成像（magnetic resonance imaging，MRI）在评价 GCT 骨内侵蚀范围及是否有软组织和关节侵蚀情况时十分有用。对于诊断明确的 GCT 患者，依据肿瘤发生的部位、肿瘤的大小等因素可对其进行评估，对于切除困难的肿瘤，可考虑先行血管栓塞、放疗及药物治疗。GCT 的最佳治疗方案应在完整切除肿瘤的基础上最大限度保留关节及其功能，目前，大部分骨肿瘤医师推荐 GCT 的手术方案为囊内刮除、骨水泥填充。GCT 是一种侵袭性肿瘤，刮除不彻底容易复发，因而许多学者认为相比骨组织填充瘤腔，骨水泥填充能够在填入瘤腔的即刻通过热效应灭活可能残存的肿瘤细胞，减少肿瘤的复发，且术后早期负重、远期随访结果支持骨水泥具有良好的骨组织相容性。

Campanacci 等给 GCT 划分了 3 个等级。Ⅰ级：GCT 边界清晰，骨皮质完整或皮质轻度变薄，反应骨较薄；Ⅱ级：GCT 边界相对清晰，骨皮质变薄或膨胀，但骨皮质连续性完整；Ⅲ级：骨皮质连续性被破坏，软组织肿块形成。因此，对怀疑患有 GCT 的患者，进行 X 线及 CT 检查是必要且容易获得诊断的。

专家点评

1. 根据患者影像学资料此例病例应为 Campanacci Ⅱ级，手术方式选择主流的骨巨细胞瘤病灶刮除＋骨水泥填充＋钢板内固定术，瘤体位于胫骨平台且体积较大，刮除后瘤腔较大，骨水泥填充和钢板螺钉可以对胫骨平台起到良好的支撑及稳定作用，利于患者早期功能锻炼，对于关节周围手术至关重要。再者，骨水泥填充能够在填入瘤腔的即刻通过热效应灭活可能残存的肿瘤细胞，减少肿瘤的复发。

2. 术中开窗范围要足够大，充分暴露肿瘤及周围骨壳，从而有利于完整及彻底的清除瘤体。

3. 清除瘤体后用高频电刀或磨钻灭活残余瘤细胞，生理盐水冲洗后，无菌注射用水及酒精再次灭活瘤腔，尽量减少术后肿瘤的复发。

4. 术后切记叮嘱患者按时复查，术后2年内每3个月复查1次，第3～5年每半年复查1次，以后每年复查1次直至术后5年。若出现患处疼痛、肿胀或X线检查可疑，要做MRI检查。

002 股骨远端骨巨细胞瘤

病历摘要

病例 1

患者，男性，32 岁，已婚。主因右膝疼痛 3 个月，发现肿块 1 月余入院。

[现病史]　2016 年 5 月无明显诱因出现右膝疼痛无力，休息后无好转，7 月发现右侧大腿远端肿块，疼痛症状逐渐加重，门诊行 X 线及 MRI 检查后，以骨巨细胞瘤收住入院。

[既往史]　体健。

[入院查体]　右侧大腿远端可见一约 3 cm×4 cm 肿块，触之皮温高，局部未见表浅静脉怒张，压痛（＋），浮髌试验（－）。

[辅助检查]　①X 线：右股骨远端偏心溶骨样破坏，呈皂泡样，边界清楚（图 2-1）。②股骨远端 CT 扫描：右股骨后外侧溶骨样改变，边界清楚（图 2-2）。③膝关节 MRI：可见股骨远端后外侧病变，未见软组织肿块（图 2-3）。

[诊断]　右股骨远端骨巨细胞瘤。

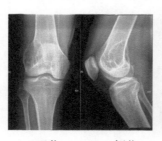

A：正位　　　B：侧位

图 2-1　膝关节 X 线

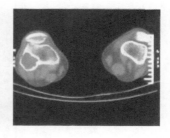

图 2-2　股骨远端 CT 平扫

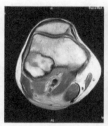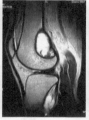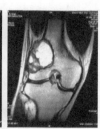

图 2-3　膝关节 MRI

[治疗]　积极术前准备后行病灶刮除＋骨水泥填充＋钢板内固定术。复查X线示右股骨远端骨巨细胞瘤病灶刮除、骨水泥填充、内固定牢固（图 2-4）。

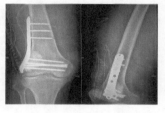

图 2-4　术后复查 X 线

病例 2

患者，女性，26 岁，已婚。主因左膝肿块伴疼痛 1 个月入院。

[现病史]　2016 年 4 月左大腿远端内侧发现肿块伴间断性疼痛，无明显肿胀及活动受限，就诊于当地医院，行对症治疗后缓解；5 月上述症状加重伴左膝关节活动受限，为行进一步诊治就诊于我院，以左股骨远端骨巨细胞瘤收入我科。

[既往史]　体健。

[入院查体]　左大腿远端前内侧可触及肿块，表面皮肤无红肿，无明显静脉怒张，局部皮温稍高，压痛、叩击痛（＋），无明显放射痛，未及搏动感。左膝关节活动可。左下肢肌力、肌张力正常，感觉正常，末梢血运可。

[辅助检查]　①膝关节 X 线：左股骨远端内侧偏心溶骨样破坏，边界欠清楚，骨皮质破坏（图 2-5）。② CT 平扫及重建：股骨内侧溶骨样破坏，骨皮质破坏，软组织肿块形成（图 2-6）。

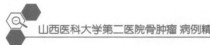
③膝关节 MRI：股骨远端内侧病灶，T_1 不均匀低信号，T_2 不均匀高信号，软组织肿块形成（图 2-7）。

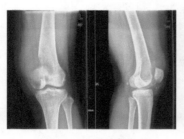
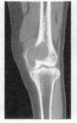
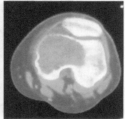

图 2-5　膝关节 X 线　　　　　图 2-6　CT 平扫及重建

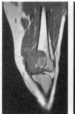
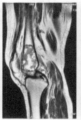
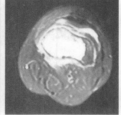
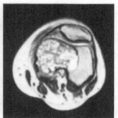

图 2-7　膝关节 MRI

[诊断]　左股骨远端骨巨细胞瘤。

[治疗]　积极术前准备后行病灶刮除＋骨水泥填充＋钢板内固定术。复查 X 线示股骨远端病灶刮除、骨水泥填充、钢板内固定牢固（图 2-8）。

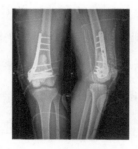

图 2-8　术后复查 X 线

病例分析

　　股骨远端是 GCT 最常见的发病部位，膝关节 GCT 手术治疗目的在于切除肿块，控制术后复发，加强支撑结构，保持关节面完整。膝关节周围 GCT 治疗不当会对膝关节功能造成较大影响，因此，选择合适的治疗方法、确定正确的手术方案是让患者获益的最直接因素。

GCT 治疗方式多样，膝关节周围 GCT 治疗通常采用病灶刮除术和整块切除术。病灶刮除术是最常用的治疗手段，主要缺陷是肿瘤复发率较高，为了获得良好的局部控制，通常在手术中增加瘤腔壁化学或物理方法灭活，如电烙术、氯化锌或石炭酸涂抹、液氮冷冻、高速磨钻等辅助处理。

对于发生于股骨远端和胫骨近端的 GCT，瘤腔填充时最需要关注的问题是对关节软骨及软骨下骨的保护，为了保护关节软骨，有学者提出采用"三明治技术"治疗膝关节周围 GCT，即在使用骨水泥填充瘤腔的同时，应用异体骨或吸收性明胶海绵将骨水泥与关节软骨下骨进行隔离，防止骨水泥与关节软骨及软骨下骨直接接触，以期减少骨水泥对周围组织的热损伤。然而，在另外的一项研究中，研究者对膝关节周围 GCT 刮除后直接填充骨水泥的患者进行了长期随访，结果显示直接填充骨水泥并不会增加膝关节炎、骨关节炎的发生。

专家点评

1. 2 例股骨远端病例，1 例肿瘤位于外侧髁，Campanacci Ⅱ级；1 例肿瘤位于内侧髁，骨皮质不完整，瘤体累及骨外软组织，Campanacci Ⅲ级。2 例均为年轻患者，选择病灶刮除＋骨水泥填充＋钢板内固定术，对于软组织肿块，术中常规将其周围分离，将瘤体及包膜完整切除，以减少术后复发。

2. 第 2 例病例瘤体侵犯范围广泛，已累及股骨远端软骨下骨，处理瘤体时要保护好软骨，避免损伤软骨突入关节腔，术中在软骨表面填充部分人工骨以保护关节软骨，再置入骨水泥，骨水泥中常规加入万古霉素以预防感染。

3. Campanacci Ⅲ级患者复发率较高，应做好复查及回访工作。

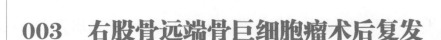

003 右股骨远端骨巨细胞瘤术后复发

病历摘要

患者，女性，27岁。主因右股骨远端骨巨细胞瘤术后18个月，右膝关节疼痛入院。

[现病史] 2010年3月于我院行右股骨远端骨巨细胞瘤刮除植骨术。患者首次入院，术前X线示右股骨远端内侧偏心性溶骨样改变，边界欠清楚，未见骨化及软组织肿块（图3-1）；术后X线示右股骨远端骨巨细胞瘤刮除植骨术后膝关节正侧位（图3-2）。2011年11月出现右膝关节疼痛症状，再次就诊于我院，以右股骨远端骨巨细胞瘤术后复发收住入院。

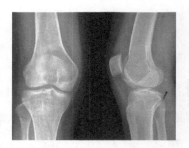 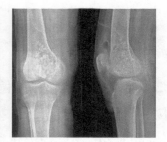

图 3-1 首次入院术前 X 线　　图 3-2 首次入院术后 X 线

[入院查体] 右股骨远端皮肤颜色正常，局部皮温略高，肿胀，压痛阳性（+），右膝关节屈伸10°～60°。

[辅助检查] ①患者首次手术后至2011年11月的X线，可见肿瘤复发及病理骨折。2010年9月右膝关节正侧位示病灶内侧溶骨样改变（图3-3）；2010年12月右膝关节正侧位示股骨内髁病理骨折（图3-4）；2011年8月右膝关节正侧位示右股骨远端

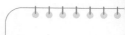

内侧见偏心性溶骨性破坏，呈泡沫样改变（图 3-5）。②复发后局部 MRI：可见肿块侵犯范围较大，股骨远端内外侧髁全部受累，并且股骨远端软骨下骨受累，病灶 T_1 低信号，T_2 高信号（图 3-6）。

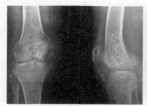
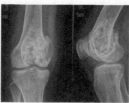
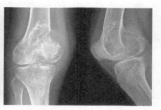

图 3-3　2010 年 9 月　　图 3-4　2010 年 12 月　　图 3-5　2011 年 8 月
　　　　X 线　　　　　　　　　X 线　　　　　　　　　X 线

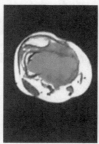
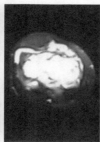
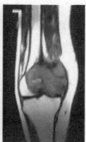
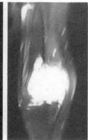

图 3-6　右膝关节 MRI

[治疗]　积极术前准备后行瘤段切除肿瘤假体重建术。复查 X 线示右股骨远端骨巨细胞瘤刮除植骨术后、复发瘤体切除肿瘤型关节假体置换术后（图 3-7）。术中大体照片，腓肠肌内侧头肌瓣覆盖假体（图 3-8）。

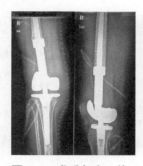
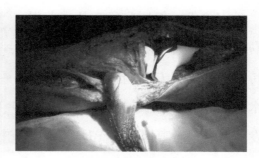

图 3-7　术后复查 X 线　　　　　图 3-8　术中大体照片

11

病例分析

GCT 的一个重要特点是具有易复发性，而肿瘤的多次复发会导致肿瘤恶变和肺转移的发生，如何治疗复发的 GCT 是临床医师面对的一个重要问题。同其他肿瘤一样大多数 GCT 的术后复发发生于术后 2 年内，术后 5 年复发率相对较低，因此，NCCN 指南推荐术后 2 年内每 3 个月随访 1 次，术后 2 ~ 5 年每半年随访 1 次，术后 5 年每年随访 1 次。

许多因素与 GCT 术后复发存在联系。早期研究认为 Jaffe 病理学分级与 GCT 术后复发存在联系，但是其后的研究发现，Jaffee 病理学分级并不能预测 GCT 术后复发情况，因此，Jaffee 病理学分级在 GCT 的临床治疗中逐渐不被重视。Prosser 等在一项对 137 例 GCT 术后患者随访中发现，Campanacci Ⅰ级和Ⅱ级的复发率仅为 7%，而Ⅲ级的患者复发率却高达 29%，据此认为术前 Campanacci 影像学分级与术后复发有关。有学者提出 GCT 不同的发病部位存在不一样的术后复发率，如 O'Donnell 等认为桡骨远端的 GCT 术后复发率高于股骨远端和胫骨近端，其认为这是由桡骨远端骨的质量及其邻近尺骨和腕骨近端众多小骨块的特殊性引起的，因此，对于 Campanacci Ⅲ级的桡骨远端 GCT 推荐进行广泛切除术。但这些研究并未获得广泛认可。总的来说，GCT 容易复发的因素可以总结为以下两方面：一方面是 GCT 本身的侵袭特性，使其具有高的术后复发率；另一方面，术前设计不当、手术方式不正确导致 GCT 肿瘤细胞的残留或污染，是 GCT 术后复发的另一个重要因素。无论如何，对于复发的 GCT 应该重视，制订更为合适的治疗策略能够再次控制肿瘤复发。

　　对于复发的 GCT，没有必要为了获得最低的肿瘤复发率而进行整块切除，再次刮除仍然是可以选择的治疗方案，并没有临床证据显示再次刮除后肿瘤的复发率高于初次刮除肿瘤的复发率；接受整块切除人工关节置换的患者，同样可以获得良好的再次肿瘤局部控制。因此，有学者认为，一旦诊断为 GCT 术后复发，可再次行手术治疗，对于 Campanicci 影像学分级 Ⅱ 级、Enneking 分期 2 期以内的复发 GCT 患者，可再次行肿瘤刮除并联合辅助治疗，并建议使用骨水泥填充，而 Campanicci 影像学分级 Ⅲ 级的患者建议行肿瘤整块切除、自体或异体骨移植或肿瘤型关节假体置换术。

专家点评

　　1. GCT 术后复发率较高，尤其对于 Campanicci Ⅲ 级的患者，要做好术后复查及回访，初次手术采用病灶刮除植骨而没有采用骨水泥填充的原因是患者强烈要求植骨治疗。植骨治疗的缺点是早期复发和植骨吸收难以鉴别，本例患者初次复查股骨远端内侧就发现低密度影，难以判断是复发还是骨吸收，采取继续观察，最后证明是复发，若能早期诊断是复发，早期刮除骨水泥填充可能效果会更好；植骨的另一个缺点是负重后病理骨折，颗粒植骨只有填充作用，没有支撑作用，对于软骨下骨破坏严重的病例，负重后很容易发生病理骨折。骨水泥填充很好地解决了以上两个问题，并且填充时的热效应进一步灭活残腔，杀死残留瘤细胞，减少复发，所以 GCT 病灶刮除、骨水泥填充是目前的标准治疗方法。

2. GCT 的治疗常采用病灶刮除、骨水泥填充和整块切除假体重建的方法。病灶刮除创伤小，关节功能保留多，容易复发；整块切除复发率低，创伤大，远期效果差；由于患者多为青壮年，活动量大，换关节后翻修率高，所以首次治疗多采用病灶刮除、骨水泥填充治疗。本病例为复发患者，Campanicci 影像学分级为Ⅲ级，膝关节 MRI 显示瘤体累及范围较大，整个股骨远端均破坏，软骨下骨受累，所以采用肿瘤整块切除假体重建的治疗方法，降低再次复发率。

3. 肿瘤假体要注意软组织的覆盖，以减少感染，本例患者股骨远端内侧破坏严重，肿块生长较大，切除后内侧软组织缺损较多，故采用腓肠肌内侧头覆盖。

4. 关节置换后加强膝关节康复锻炼，股骨远端假体置换术后，由于不涉及膑腱的重建，可以早期进行功能锻炼。

参考文献

1　CAMPANACCI M. Bone and soft tissue tumors：clinical features，imaging，pathology，and treatment. 2nd. New York：Springer，1999.

2　VAN DER HEIJDEN L，DIJKSTRA P D，CAMPANACCI D A，et al. Giant cell tumor with pathologic fracture：should we curette or resect ？ Clin Orthop Relat Res，2013，471（3）：820-829.

3　胡永成，陈雁西，伦登兴. 骨巨细胞瘤临床评分系统的建立及临床验证. 中华骨科杂志，2011，31（2）：105-112.

4　KLENKE F M，WENGER D E，INWARDS C Y，et al. Giant cell tumor of bone：risk factors for recurrence. Clin Orthop Relat Res，2011，469（2）：591-599.

5　TURCOTTE R E. Giant cell tumor of bone. Orthop Clin North Am，2006，37（1）：35-51.

6　CAMPANACCI M，BALDINI N，BORIANI S，et al. Giant-cell tumor of bone. J Bone Joint Surg Am，1987，69（1）：106-114.

7　DOMINKUS M，RUGGIERI P，BERTONI F，et al. Histologically verified lung metastases in benign giant cell tumours-14 eases from a single institution. Int Orthop，2006，30（6）：499-504.

8　DONATI D，WAFA H，DI BELLA C，et al. Management of pelvic giant cell tumours involving the acetabular bone. Acta Orthop Belg，2008，74（6）：773-778.

9　SAIBABA B，CHOUHAN D K，KUMAR V，et al. Curettage and reconstruction by the sandwich technique for giant cell tumours around the knee. J Orthop Surg（Hong Kong），2014，22（3）：351-355.

10　BAPTISTA A M，CAMARGO A F F，CAIERO M T，et al. GCT：What happened after 10 years of curettage and cement？ Retrospective study of 46 cases. Acta Ortop Bras，2014，22（6）：308-311.

11　Deheshi BM，Jaffer SN，Griffin AM，et al. Joint salvage for pathologic fracture of giant cell tumor of the lower extremity. Clin Orthop Relat Res，2007，459：96-104.

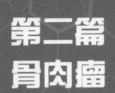

第二篇
骨肉瘤

004　胫骨近端骨肉瘤

病历摘要

　　患者，女性，15岁。主因左膝关节疼痛伴活动受限3个月，于2017年11月27日入我院。

　　[入院查体]　脊柱呈正常生理弯曲，各棘突及棘突旁软组织无压痛及叩击痛。左膝内侧可见软组织肿胀，局部皮肤未见发红，可触及直径4 cm肿块，与周围组织边界不清，局部皮温不高，质韧，不活动，局部压痛（＋）；膝关节活动受限，伸屈活动范围0°～120°。左下肢末梢感觉、血运可，胫前静脉、足背动脉可触及；余肢未见明显异常。

［辅助检查］　①左膝关节平扫＋增强（外院，2017-11-26）示左膝关节胫骨近端占位，伴周围软组织异常信号，提示骨肉瘤可能性大，建议活检明确。②术前X线示胫骨近端内侧骨质破坏，轻度骨化影（图4-1）。③术前CT示胫骨近端内侧骨质破坏，软组织肿块形成（图4-2）。④术前MRI示胫骨近端病变，T_1低信号，T_2高信号，软组织肿块形成（图4-3）。

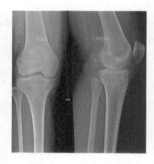

图4-1　术前X线

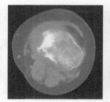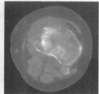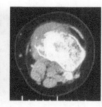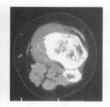

图4-2　术前CT

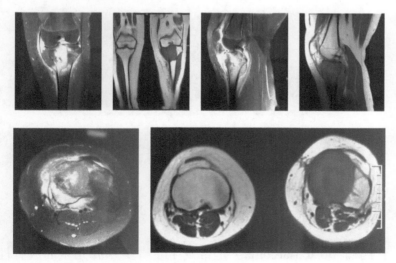

图4-3　术前MRI

［诊断］　2017年12月1日在我院行左胫骨近端肿块切开取活检术，病检结果回报证实骨肉瘤。

[治疗] 给予化疗（顺铂 160 mg 静滴，表柔比星 120 mg 持续泵入）。2 个疗程后于 2018 年 1 月 30 日在腰麻下行左胫骨近端骨肉瘤瘤段切除＋肿瘤假体重建术，复查 X 线示胫骨近端肿瘤切除、膝关节假体重建术后（图 4-4）。术后病理（化疗后胫骨近端瘤

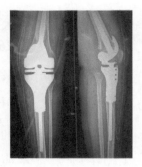

图 4-4　术后 X 线

段切除标本）：普通型骨肉瘤（约 5 cm×5 cm×4 cm 大小），可见肿瘤成分，局灶可见软骨肉瘤成分，部分瘤细胞退变坏死，可见病理性核分裂象和瘤巨细胞，坏死率约 80%。肿瘤破坏骨皮质，累及周围纤维脂肪组织，局灶破坏关节面软骨，胫骨断端未见瘤组织。皮肤及皮下脂肪组织未见瘤组织，真皮浅层灶状炎细胞浸润（图 4-5）。术后效果好，予以出院，后规律化疗 4 次。

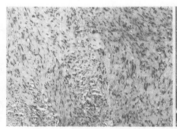 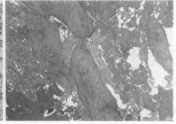

A：×10　　　　　B：×40

图 4-5　术后病理（HE 染色）

病例分析

骨肉瘤（osteosarcoma）是常发生于青少年和儿童的成骨性肿瘤。残疾率和病死率高是影响青少年和儿童生存率及生存质量的主要原因。虽然对该病的治疗方法众多，但效果参差不齐，大部分患者面临截肢，而截肢手术后患者会有较高的术后并发症发生

率。随着化疗水平的进步、影像学的发展、外科手术技术的提高，保肢手术的适应证逐渐扩大，众多报道表明保肢手术较截肢手术具有更高的生存率。因此，当前保肢手术已成为原发骨肉瘤最常见的选择，约 90% 的初诊患者能够进行保肢治疗。常用的保肢治疗主要包含关节融合术、自体和（或）异体骨和关节移植、定制或常规假体置换、带血管骨移植术及瘤段骨灭活再次移植等多种方法。

目前骨肉瘤的标准化治疗是术前辅助化疗 – 手术治疗 – 术后辅助化疗，5 年生存率可以达到 60% ～ 70%。

本例患者采用肿瘤广泛切除＋膝关节假体重建治疗，该患者15 岁，发育基本成熟，故采用成人肿瘤假体重建，术后双下肢长度差别不大。假体重建关节功能好，能够早期进行功能锻炼，康复较快，早期治疗效果好。

📋 专家点评

胫骨近端骨肉瘤的保肢治疗相对困难，比较复杂，与其解剖因素相关，胫骨近端软组织比较薄弱，内侧仅皮肤覆盖，肿瘤广泛切除后内侧假体覆盖较差，常采用腓肠肌内侧头肌瓣增加覆盖，以减少感染。近端肿瘤切除后，髌腱的附着点消失，髌腱止点与假体重建困难，既往有学者采用髌腱与假体之间植骨来增加强度，我们采用补片或 Lars 韧带包裹假体近端，将髌腱缝于其上，再和腓肠肌内侧头肌瓣加强缝合，取得了优良的治疗效果。

本例患者术前影像学检查显示胫骨近端肿瘤主要位于胫骨内侧，没有侵犯到上胫腓关节，肿瘤完整切除后能够保留腓骨上端，腓总神经干扰小，没有神经损伤症状，术后功能好，恢复快。

胫骨近端保肢术后膝关节于伸直位固定 6 周，待软组织包壳形成、髌腱止点与周围组织愈合后开始功能锻炼。

005 股骨远端骨肉瘤

病历摘要

患者，男性，16岁。主因左膝关节间断性疼痛伴活动受限2周，于2017年12月20日入我院。

[入院查体] 脊柱呈正常生理弯曲，各棘突及棘突旁软组织无压痛及叩击痛。左膝未见软组织肿胀，局部皮肤未见发红，未触及肿块，皮温不高，压痛（＋）；左膝关节活动受限，伸屈活动范围0°～140°。左下肢末梢感觉、血运可，胫前静脉、足背动脉可触及；余肢未见明显异常。

[辅助检查] ①左膝关节MRI（2017-12-18，我院）示左股骨远端异常信号，有占位可能。②术前X线示股骨远端骨质破坏，密度不均，小片状成骨，未见骨膜反应及软组织肿块（图5-1）。③术前CT示股骨远端溶骨成骨性破坏，成骨呈小片状（图5-2）。④术前MRI示股骨远端病变，T_1低信号，T_2高信号，软组织肿块形成（图5-3）。⑤发射型计算机断层扫描仪（emission computed tomography，ECT）前后位像可见左股骨远端大片状不均匀性显影剂分布异常浓聚影，余部位未见异常（图5-4）。

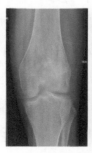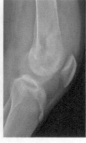

图 5-1　术前 X 线

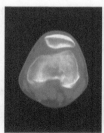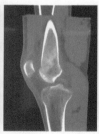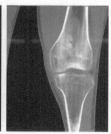

图 5-2　术前 CT

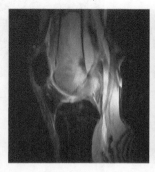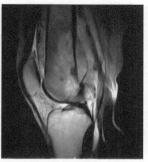

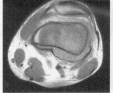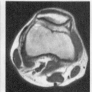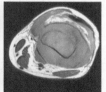

图 5-3　术前 MRI

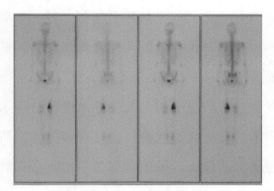

图 5-4　ECT 前后位像

[诊断] 12月27日于我科在腰麻下行左股骨远端病变切开取活检术，术后病检回报证实左股骨远端骨肉瘤。

[治疗] 给予化疗（顺铂160 mg静滴，表柔比星130 mg持续泵入）2个疗程。于2018年2月26日在我院行左股骨远端骨肉瘤瘤段切除＋膝关节肿瘤假体重建术，术后X线示股骨远端肿瘤切除、膝关节肿瘤假体重建术后（图5-5）。术后规律化疗4个疗程。

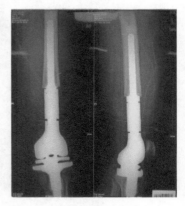

图5-5 术后X线

📋 病例分析

人工假体是重建骨肿瘤切除后骨缺损的常用方法，随着化疗的应用、新材料的进展、影像学的发展及外科技术的规范化，恶性骨肿瘤患者的生存率及保肢率得到了提高，骨肉瘤保肢治疗的5年生存率为60%～70%。

影响恶性骨肿瘤患者预后的常见因素有对化疗的敏感性、肿瘤的Enneking分期、是否合并病理骨折等。膝关节周围恶性肿瘤的保肢生存率与肿瘤对化疗的敏感性密切相关，强调系统化、规范化化疗的重要性。

随着保肢手术的广泛应用，关于骨肉瘤保肢手术的疗效，以及对照截肢手术的安全性等问题，通过众多的临床研究得到明确的结论：严格掌握适应证、采用合理的手术方法保肢，术后患者的生存率与截肢术相比并无明显差异，局部复发率也无明显增加。

专家点评

　　股骨远端恶性肿瘤广泛切除＋膝关节肿瘤假体重建术后功能良好。由于该部位软组织覆盖好，肿瘤切除后对伸膝装置影响小，一般不影响髌腱止点，伤口愈合后即可进行功能锻炼，因此膝关节功能恢复快。

　　随着医学技术的发展和进步，保肢手术效果越来越好，适应证也逐渐扩大。在长期生存的基础上，保留肢体功能、提高生存质量、消除心理及社会生活上的障碍，已经成为目前最重要的课题。保肢手术已成为原发性恶性肿瘤最常见的外科治疗手段，90% 的原发性恶性肿瘤患者经过完善的术前准备、准确的手术分期和合理的综合治疗方案，可获得肢体保留。现在，局部成像和外科重建的进展使越来越多的患者能够使用保肢手术治疗。目前保肢手术的并发症和失败率已经降低到使患者和医师能够接受的程度，取代了以往以截肢为主的治疗方法。许多学者提倡只有提高骨肉瘤生物学的知识才能带来新颖有效的治疗方法，并且能够将这一领域向前推进。

　　肿瘤假体无菌性松动是假体置换失败和翻修的常见原因。肿瘤型假体比普通假体体积大，切除肿瘤时软组织切除较多，软组织覆盖差，使假体 – 骨水泥 – 宿主骨界面应力异常集中，导致假体松动，文献报道股骨远端肿瘤假体的松动率为 7% ～ 30%，多出现在术后 4 ～ 5 年。假体无菌性松动的原因很多，分为生物因素和机械因素，具体包括金属与聚乙烯磨损颗粒导致的骨吸收、骨溶解，感染，假体柄与髓腔的匹配度，截骨的长度，负重与活动量等诸多因素。股骨远端恶性肿瘤瘤段切除后骨缺损的长度是影响肿瘤型假体长期生存率的危险因素。

笔记

006 股骨近端骨肉瘤

病历摘要

患者，男性，35 岁。主因左大腿肿块伴胀痛 1 月余，于 2014 年 12 月 1 日入我院。

[入院查体] 左股骨中上段前内侧可见 8 cm×5 cm 局限性隆起，皮温正常，未见皮下静脉怒张，触之质硬，压痛（＋），与周围正常组织界限不清，活动度差，左下肢末梢感觉、血运可。

[辅助检查] 左股骨 CT（2014-11-27，太原市某医院）示左股骨干中上段软组织占位。术前 X 线示股骨近端骨质破坏，骨皮质变薄，可见骨膜反应（图 6-1）。术前 MRI 示股骨近端病变，T$_1$ 低信号，T$_2$ 高信号，前方软组织肿块形成（图 6-2）。

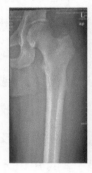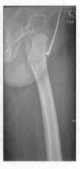

图 6-1 术前 X 线

[诊断] 12 月 11 日于我科在腰麻下行穿刺取活检术，术后病检回报尤文 / 原始神经外胚层肿瘤。

[治疗] 给予化疗 2 个疗程。于 2015 年 1 月 23 日在腰麻下行左股骨近端尤文肉瘤肿块切除 + 人工髋关节假体重建术，术后 X 线示股骨近端肿瘤切除、人工髋关节假体重建术后（图 6-3）。术后规律化疗 4 次。

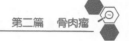
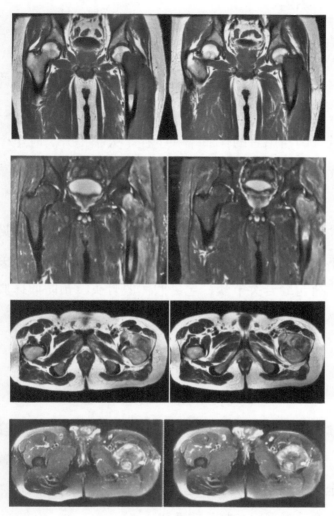

图 6-2　术前 MRI

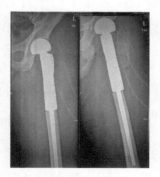

图 6-3　术后 X 线

病例分析

　　股骨近端是恶性肿瘤的好发部位之一，仅次于胫骨近端和股骨远端。20世纪70年代以来随着化疗药物和假体设计的长足进步，股骨近端骨肉瘤患者的保肢率和生存率大幅提升。时至今日，新辅助化疗后的瘤段切除＋髋关节假体重建已成为股骨近端骨肉瘤的标准治疗方法。

　　股骨近端肿瘤切除并假体重建术后，假体脱位是常见的并发症，手术中我们在安全切除肿瘤的情况下，尽量保留髋关节囊，用肌腱线荷包缝合关节囊，包裹假体股骨头，预防假体脱位，取得了良好的效果。

专家点评

　　股骨近端恶性肿瘤广泛切除后，臀中肌附着于大粗隆的止点被破坏，止点重建时，止点和假体不能牢固愈合，术后臀中肌的功能不全，采用全髋关节重建后假体不稳定，易于脱位，因此初次肿瘤切除后多采用半髋关节重建。

　　临床研究提示全髋假体重建手术中打磨髋臼时可能会造成肿瘤细胞的种植转移，建议进行半髋关节重建术，再根据需要进行二期全髋关节翻修术。由于恶性肿瘤在手术后24～48个月是转移的好发时段，且髋臼的关节软骨有阻挡肿瘤细胞侵袭播散的屏障功能，行人工髋关节置换术（total hip arthroplasty，THA）放置髋臼部件时，对髋臼的磨锉破坏了关节软骨的生理屏障，会增加肿瘤细胞播散转移风险。使用半髋关节重建不但能保留髋臼关节软骨，而且在功能评分（Harris 评分）、关节脱位发生率、感染率等方面与 THA 相比并无显著差异。临床研究认为在股骨近端恶性肿瘤手术中首选使用半髋假体重建髋关节，在发生髋关节疼痛或髋臼发生骨侵蚀后，如有必要再二期进行 THA 翻修术。

参考文献

1. 尤微，张世权，李伟，等 . 骨肉瘤动静脉双途径新辅助化疗后保肢术远期随访报告 . 中华肿瘤防治杂志，2018，25（8）：561-565.

2. 杨强，王鲁强，杨志平，等 . 定制肿瘤型关节假体髓外柄断裂的有限翻修技术 . 中华骨科杂志，2015，35（2）：127-132.

3. 陈瑞玲，王刚阳，孙梦熊，等 . 骨肉瘤精准医学的实践与进展 . 中华实验外科杂志，2018，35（6）：1190-1194.

4. 高海燕，徐文坚，冯卫华，等 . 瘤骨有无及瘤骨密度与骨肉瘤恶性程度的相关性 . 临床放射学杂志，2018，37（6）：1005-1008.

5. 符策岗，赵红卫，刘扬，等 . 骨肉瘤继发性化疗耐药机制的研究进展 . 实用医学杂志，2015，31（14）：2387-2388.

6. 田聪，王炯轶，刘峰，等 . 合并病理性骨折对肢体骨肉瘤患者预后影响的 Meta 分析 . 肿瘤，2015，35（3）：312-321.

7. 黄纲，董忠信，谢显彪，等 . 骨肉瘤预后个体化预测模型列线图的建立 . 中华骨科杂志，2015，35（2）：133-141.

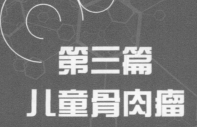

第三篇
儿童骨肉瘤

007 儿童股骨远端骨肉瘤

病历摘要

病例 1

患儿，男性，8 岁。主因右膝关节疼痛伴活动受限 10 余天，于 2017 年 12 月 25 日入我院。

[入院查体] 右股骨远端前侧可见软组织肿胀，局部皮肤未见发红；可触及直径 4 cm 肿块，与周围组织边界不清，局部皮温高，质韧，不活动，局部压痛（＋）。右膝关节活动受限，伸屈活动范围 0°～120°。右下肢末梢感觉、血运可，足背动脉可触及；余肢未见明显异常。

[辅助检查]　①右膝关节 MRI 检查（2017-12-18）示右股骨远端占位，伴周围软组织异常信号。②术前 X 线可见股骨干骺端溶骨性破坏、骨膜反应及 Codman 三角、软组织肿块形成（图 7-1）。③术前 MRI 可见干骺端病灶，T_1 低信号，T_2 高信号，软组织肿块形成（图 7-2）。

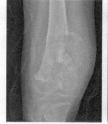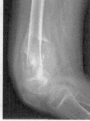

图 7-1　术前 X 线

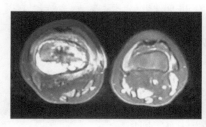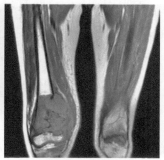

图 7-2　术前 MRI

[诊断]　2017 年 12 月 29 日在全麻下行右股骨远端肿块切开取活检术，病检结果回报证实骨肉瘤。

[治疗]　给予化疗（顺铂 100 mg 静滴，表柔比星 80 mg 持续泵入）2 个疗程后于 2018 年 2 月 26 日在全麻下行右股骨远端骨肉瘤瘤段切除（图 7-3）+灭活再植钢板内固定术，术后行 X 线检查（图 7-4）。术后效果好，予以出院，术后 2 周继续辅助化疗 4 个周期。

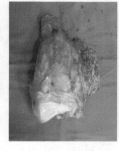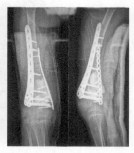

图 7-3　切除的瘤体　　图 7-4　术后 X 线

病例 2

患儿，女性，13 岁。主因右膝关节疼痛 1 个月，加重伴肿胀 1 周余，于 2014 年 11 月 17 日入我院。

[入院查体]　右膝部略肿胀，皮肤颜色正常，未见浅表静脉怒张，皮温略高，压痛（＋），叩击痛（＋），右膝关节活动因疼痛稍受限，足背动脉可触及，末梢血运可，余肢未见明显异常。

[辅助检查]　①入院前 X 线（2014-11-15，当地医院）：右股骨远端骨肿瘤。②术前 X 线可见股骨干骺端骨质破坏，有骨膜反应，软组织肿块形成（图 7-5）。③术前 MRI 可见股骨干骺端病灶，T_1 低信号，T_2 高信号，侵及骨骺，软组织肿块形成（图 7-6）。

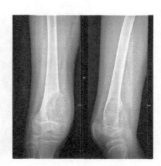

图 7-5　术前 X 线

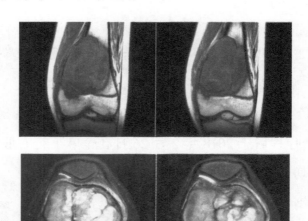

图 7-6　术前 MRI

[诊断]　2014 年 11 月 19 日在神经阻滞麻醉下行右股骨远端肿块穿刺取活检术，病检结果回报证实骨肉瘤。

[治疗]　予以化疗。经过 2 次化疗后，于 2015 年 1 月 30 日在全麻下行右股骨远端骨肉瘤瘤段切除＋人工假体重建术，术后 X 线可见股骨远端瘤段切除、保留骨骺的膝关节肿瘤假体重建术后（图 7-7）。术后规律化疗 4 个周期，疗效满意。

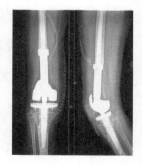

图 7-7　术后 X 线

病例分析

儿童骨肉瘤具有恶性程度高、预后差等特点，给患者身心健康及生命安全带来严重威胁。骨肉瘤可发生于任何年龄段，但发病人群多集中于 10 ～ 20 岁且男性发病率高于女性，发病原因与既往有创伤史、遗传因素、病毒感染、放射线刺激存在着一定的关联性。年龄小于 14 周岁即属于儿童骨肉瘤。7 岁前少见，12 ～ 16 岁（生长快速期）是发病高峰期，以后随着生长速度减缓而减少，25 岁以上少见。生长快速的长骨是其好发部位，发病于股骨下端、胫骨上端约占 50%。

骨肉瘤最常见的临床表现是疼痛和肿块。疼痛可放射至近关节，初期疼痛多为间断性隐痛，随病情发展疼痛逐渐加重，多发展为持续性疼痛，休息、制动或一般止痛药无法缓解。随后疼痛部位可触及肿块，可伴有关节活动受限，但关节积液不常见。体格检查发现可能有局限肿块，有疼痛和压痛及运动受限，局部发热和毛细血管扩张。在病情进展期，常见到局部炎症表现和静脉曲张。

儿童骨肉瘤早期诊断必须强调临床、病理、影像诊断学三者相结合，如高度怀疑本病则应行 MRI 检查，对早期发现深部病灶并确定其范围有重要作用。早期诊断、手术决策、适应证的选择对患者的生存率均有影响。

专家点评

儿童股骨远端骨肉瘤广泛切除重建后最为关注的是生长过程中的双下肢不等长的问题，常用的重建方法有使用半关节假体、保留骨骺的假体、瘤段灭活再植及可延长假体，各种方法各有优缺点。半关节假体操作简单，但匹配度差，假体不稳定；保留骨骺的假体使用方便，保留胫骨近端骨骺，但远期易于松动；瘤段灭活再植匹配度好，保留胫骨近端骨骺，价格低廉、但稳定性差，复发率高；可延长假体在生长过程中可以不断地延长，纠正双下肢不等长的能力强，但操作复杂，价格昂贵。

病例 1 的患者经济状况差，所以选用费用低廉，又能保留胫骨近端骨骺的瘤段灭活再植。

儿童骨肉瘤常采用保肢手术治疗，单纯截肢治疗后，约 80% 的患者因术后 6 ~ 12 个月发生早期血行转移或肺部转移而死亡。近 20 年以来由于化疗技术的应用和改进，儿童骨肉瘤特别是 Enneking Ⅱ B 期患者保肢生存率大幅度提高。早期诊断、改进治疗方案是提高生存率的关键。充分而系统的术前术后化疗是提高生存率的基础。近来文献对骨肉瘤术前、术后化疗持肯定态度。采用综合化疗配合手术是近年儿童骨肉瘤治疗后生存率明显提高的主要原因。我们认为化疗有助于：①杀灭瘤体存在的微小转移灶；②预防局部复发；③为选择最佳人工假体和术前其他准备工作提供足够时间；④使肿瘤体缩小范围，以利于保肢手术的成功。新辅助化疗的概念已得到广泛的认可，目前已成为骨肉瘤治疗的标准模式，其在改善患者长期生存率的同时增加了保肢手术成功的可能性。骨肿瘤保肢手术替代截肢手术已成为重要发展趋势，特别是由于骨肿瘤综合治疗的积极效果为保肢提供了基础，Enneking 骨肿瘤外科分期系统的推广与应用，大大提高了手术的安全性、可靠性，使肢体保留成为可能。可以认为肿瘤广泛切除结合综合化疗是治疗儿童骨肉瘤的最佳选择。

病例 2 的患者采用保留骨骺的膝关节肿瘤假体，股骨远端肿瘤侵犯股骨远端生长板，切除肿瘤时股骨远端骨骺也一起切除，若采用成人组配假体，胫骨近端骨骺也被破坏，膝关节的骨骺全被破坏，术后患肢短缩严重，双下肢明显不等长。采用保留骨骺的假体，保留了胫骨近端骨骺的生长潜力，减轻了双下肢不等长的程度，患肢长度更接近于健侧肢体。

在延长生命的基础上尽最大努力保肢，并采取人工假体配套方案。目前在保肢手术方面需要解决的问题：肿瘤切除范围愈大，其根治性相对愈高，相反肢体功能愈差。所以需正确判断切除范围，合理选择骨缺损再建方法。填补材料要满足功能性、耐久性以及来源方便等条件。目前常采用人工假体、自体骨移植、带血管蒂骨移植、异体单关节移植、异体骨植入及骨肿瘤骨灭活再植等方法。为了解决儿童发育中出现肢体不等长的情况，所采用的可延长假体仍存在一些问题，限制了其应用。有研究显示对于儿童及青年骨肉瘤患者，术后辅助化疗次数也是其独立的预后影响因素。由于 KPS 评分高的患者较 KPS 评分低的患者身体状况好，因而其能耐受高剂量化疗药物及更多化疗次数，这与术后辅助化疗次数多于 6 次患者其预后更好相一致。一般认为新辅助化疗的主要作用包括：①可有效消灭亚临床转移；②可使肿瘤收缩和抑制肿瘤血管的生长，减少了切除范围，有利于保肢，避免术中肿瘤播散和种植；③切除的肿瘤经病理证实坏死率大于 90% 者，不改变化疗方案。

008　儿童胫骨近端骨肉瘤

病历摘要

患者，女性，15岁。主因发现左小腿近端肿块进行性增大伴无明显诱因间歇性疼痛加重5天，于2010年10月入我院。

[入院查体]　左小腿近端前内侧肿块，约3 cm×4 cm，皮温略高，浅表血管未见明显怒张，压痛（＋）。

[辅助检查]　①术前X线可见胫骨近侧干骺端成骨性骨破坏，软组织肿块形成，考虑左胫骨近端骨肉瘤（图8-1）。②术前CT示胫骨近端骨质破坏，以成骨性破坏为主，前方软组织肿块形成（图8-2）。③术前发射型计算机断层成像（emission computerized tomography，ECT）可见左胫骨近端核素异常浓聚，余部位未见异常（图8-3）。④术前MRI示胫骨近端骨病变，T_1低信号，T_2高信号，前内侧软组织肿块形成（图8-4）。

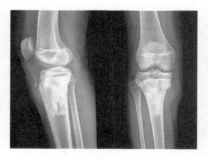

图8-1　术前X线

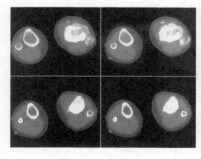

图8-2　术前CT

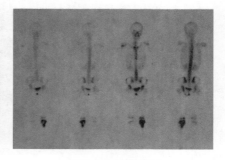

图8-3　术前ECT

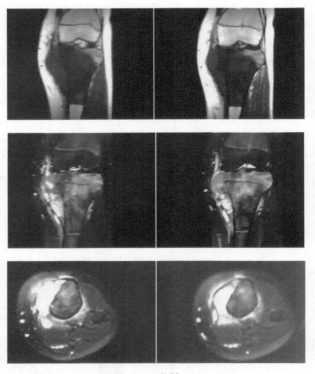

图 8-4　术前 MRI

[诊断]　于我院行病灶穿刺取活检术，病检诊断为骨肉瘤。

[治疗]　化疗 2 个疗程后，于 2012 年 3 月 15 日行左胫骨近端骨肉瘤瘤段切除灭活再植术，复查 X 线示胫骨近端瘤段切除灭活再植髓针内固定术后（图 8-5）。术后规律化疗 4 次。

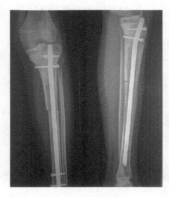

图 8-5　术后 X 线

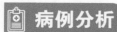

病例分析

胫骨近端是骨肉瘤的好发部位，手术及化疗技术的进步使5年生存率明显提高，大于90%的患者可以采用保肢手术。胫骨近端肿瘤切除后骨缺损的重建办法有肿瘤假体重建、同种异体骨关节重建、自体灭活骨重建。肿瘤假体重建早期并发症少，关节功能好，是最常用的治疗方法，但价格昂贵，远期效果差。异体骨关节重建由于感染、骨折、不愈合等并发症发生率高而应用越来越少。自体灭活骨由于其形态匹配、组织相容性好、使用方便且价格相对便宜，临床上使用较多。本例患者由于经济情况差，所以才用自体灭活骨重建。另一个原因为胫骨近端肿瘤灭活再植的方法不破坏股骨远端的骨骺，保留了其生长潜力。术后双下肢不等长程度减轻，患者关节功能良好。

专家点评

胫骨近端复杂解剖结构对肿瘤切除后形成的骨缺损重建存在明显限制。腘窝内神经血管束紧邻胫骨近端，胫前血管限制腘血管向后移动，外侧还有腓总神经行走，相对缺乏的软组织覆盖影响伸膝装置重建。术中常常采用腓肠肌内侧头肌瓣转移，增加软组织的覆盖，不仅有利于预防术后感染，同时也有利于髌腱止点的重建，将髌腱止点与肌瓣缝在一起，愈合后形成一个整体，增加了止点的稳定性。

参考文献

1. 中华医学会骨科学分会骨肿瘤学组.四肢骨肉瘤保肢治疗指南.中华骨科杂志,2019,39(1):1.

2. 王倩,马赛男,蔡炜嵩.儿童骨肉瘤应用大剂量甲氨蝶呤化疗后肝肾功能损伤及排泄延迟分析.国际儿科学杂志,2018,45(7):565-567.

3. 周振华,肖建如.骨肉瘤肿瘤干细胞的研究现状、争议和思考.中华骨科杂志,2018,38(18):1135-1142.

4. 张健烽,刘云霞.骨肉瘤化疗新进展.浙江临床医学,2018,20(8):1464-1466.

5. 陈金泉,张世权.骨肉瘤化疗耐药相关机制的研究进展.中国骨与关节杂志,2017,6(12):918-923.

6. 康建平,肖砚斌,董苏伟,等.3D打印假体在儿童骨肉瘤保骺保肢手术中的应用.中国肿瘤外科杂志,2017,9(6):351-354.

7. 戴双武,邵欣欣,李浩淼,等.LARS韧带联合半关节置换治疗儿童膝关节周围恶性肿瘤的初步研究.中华骨科杂志,2018,38(6):370-377.

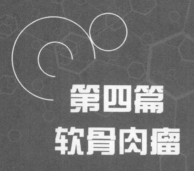

第四篇
软骨肉瘤

　　骨肿瘤是发生于骨骼或其附属组织的肿瘤，可分为良性骨肿瘤和恶性骨肿瘤。良性骨肿瘤易根治，预后良好；恶性骨肿瘤发展迅速，预后不佳，死亡率高。恶性骨肿瘤又可分为原发性骨肿瘤和继发性骨肿瘤。体内其他组织或器官的恶性肿瘤经血液循环、淋巴系统转移至骨骼为继发性恶性骨肿瘤。还有一类病损称瘤样病变，肿瘤样病变的组织不具有肿瘤细胞形态的特点，但其生态和行为都具有肿瘤的破坏性，一般较局限，易根治。

　　骨软骨肉瘤是一类有向软骨分化趋向的恶性肉瘤，是继骨肉瘤后第二大恶性骨肿瘤。其可分为原发性软骨肉瘤和继发性软骨肉瘤；按部位又可分为中心型、周围型和骨膜型（临床上中心型软骨肉瘤较多且恶性度较高）；按细胞组织学形态可分为Ⅰ级、Ⅱ级、Ⅲ级软骨肉瘤，间叶型软骨肉瘤和去分化型软骨肉瘤。

009　肱骨近端软骨肉瘤

病历摘要

　　患者，女性，40岁。主因体检时发现左肩关节处肿块2月余，于我院门诊就诊。

　　[既往史]　患者既往无肿瘤病史。

　　[入院查体]　左肩关节较右肩关节略肿胀，表面皮肤未见明显红肿、色素沉着及迂曲血管；触诊皮温正常，肩关节未触及明显压痛及肿块；肱骨近端及肩关节也无明显压痛、叩击痛；肩关节主动活动、被动活动均不受限制。

　　[辅助检查]　①入院时左肩部X线：左肱骨近端及肱骨头呈膨胀性生长，边界尚清，骨皮质变薄，骨内未见明显骨小梁，其内散布不规则颗粒样钙化影（图9-1）。②入院后左肩部CT：左肱骨近端骨皮质膨胀性生长，骨皮质完整性破坏，内可见不规则散布的颗粒样、结节样钙化影，正常骨质结构消失（图9-2）。③左肩关节MRI：左肱骨近端及肱骨头内混杂信号影，其内可见片状高信号影，肱骨近端内侧已有部分肿块突破骨组织向软组织侵袭，周围软组织信号正常，未见明显侵袭（图9-3）。④全身骨扫描：左肱骨近端骨质代谢异常活跃，全身余骨未见明显异常（图9-4）。⑤胸部CT检查未见明显转移灶。

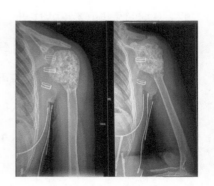

图9-1　入院时左肩部X线

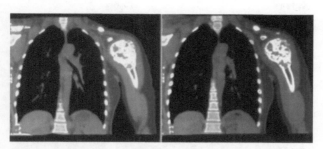

A：冠状位，左肱骨近端骨皮质膨胀性生长，骨皮质部分破坏，内可见不规则点状及环状骨化影，正常骨质结构消失

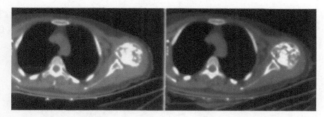

B：水平位，左肱骨近端正常骨性结构消失，骨内不规则骨化影，周围软组织未见明显破坏

图 9-2　入院后左肩部 CT

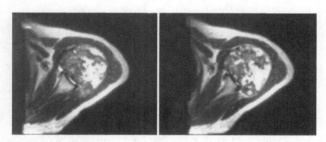

A：水平位，左肱骨近端及肱骨头内混杂信号影，其内可见片状高信号影

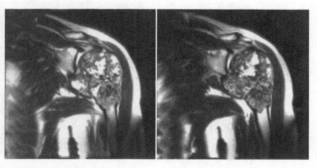

B：冠状位，肱骨近端内侧已有部分肿块突破骨组织向软组织侵袭，周围尚有明显边界，周围软组织信号正常

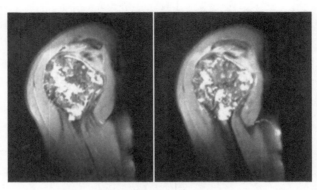

C：矢状位，左肱骨近端膨胀性骨质破坏，骨内结构紊乱，内有片状高信号，周围软组织边界清楚

图 9-3　补充左肩关节 MRI

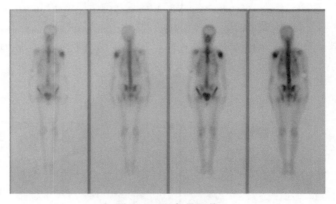

图 9-4　全身骨显像

[诊断]　术前给予患者行穿刺活检，证实为软骨肉瘤。

[治疗]　给予患者行左肱骨近端瘤段切除 + 人工肩关节假体重建术。患者术后病情平稳，复查术后 X 线未见肩关节假体脱位，周围软组织未见明显瘤体残留（图 9-5）。术后 7 天患者痊愈出院。

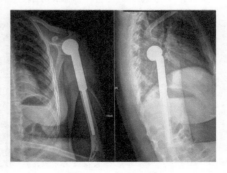

图 9-5　术后 X 线

病例分析

软骨肉瘤（chondrosarcoma of bone）是源于软骨细胞的恶性肿瘤，瘤组织是发育完全的软骨组织。软骨肉瘤的发病率仅次于骨肉瘤，占骨肿瘤总数的 3.94%，占恶性骨肿瘤总数的 14.24%。对放疗和化疗均不敏感，外科手术治疗成为其治疗的唯一手段。可是临床治疗效果却不太令人满意，这主要是因为：①软骨肉瘤好发于四肢近心端、骨盆、肩胛骨等部位，使得手术难度加大；②临床症状表现轻微，许多软骨肉瘤生长缓慢，因此这类肿瘤可不产生明显疼痛，有时软骨肉瘤起源于生长已久的骨疣，患者对此警惕性较差，从而延误诊治；③对于软骨肉瘤的解剖放射学及组织学认识不足，低估其恶性度，从而导致切除不彻底。

软骨肉瘤的预后主要取决于是否广泛切除及病理组织学分型这两方面。周围型及骨膜型软骨肉瘤病理组织学分级低于中心型；即使组织学分级一致，周围型和骨膜型预后也明显好于中心型软骨肉瘤。Evans 根据病理组织学表现，将软骨肉瘤分为Ⅰ、Ⅱ、Ⅲ级，分别代表低、中、高 3 种不同的恶性程度；其中，中、高度恶性软骨肉瘤的治疗往往需要行广泛切除和功能重建，针对低度恶性软骨肉瘤，目前的治疗方案尚存在争议。软骨肉瘤的治疗原则是减轻症状，防止局部复发和远处转移，尽可能多的保留基本功能。有以下影像学表现者考虑手术治疗：① X 线表现为病变呈大的囊状膨胀性生长、骨皮质变薄、有病理骨折风险；其内可见大量絮状钙化斑块，缺少正常骨组织结构；或肿瘤已侵及周围软组织，软组织内可见明显钙化影者。② CT 表现为瘤腔内高低密度混合信号影（其中破坏后的残余骨、瘤骨、钙化软组织呈高密度，囊变区为低密度），有明显骨折征象或有明显软组织内钙化信号影者。③MRI 表现为混杂信号（钙化骨组织在 T_1、T_2 加权像均为低信号，未钙化的软骨基质和坏死组织在 T_2 上是高信号）者。④全身骨显像示未见明显转移灶者。⑤肿瘤较大，对瘤体周围神经、血管造成压迫并产生相应症状者。手术方法可分为病灶内刮除、大段肿瘤骨切除旷置或肿瘤假体重建、扩大根治切除及截肢术。

专家点评

　　本例患者为肱骨近端软骨肉瘤，软骨肉瘤对放化疗均不敏感，手术切除是主要的治疗办法。肱骨近端恶性肿瘤广泛切除后，关节囊、肩袖组织也遭到破坏，肱骨近端假体安装后，我们采用补片来重建关节囊，将假体肱骨头固定于关节盂，重建肩关节的部分功能，并防止肱骨头向近端脱位，取得了满意的治疗效果。

　　①该患者入院时症状、体征均为阴性，完整的影像学检查可以帮助我们及时诊断，并可确定瘤段切除长度，做好充分的术前准备。②术前必须有准确的病理诊断才能确定该病。③对已有神经症状者在手术时需注意保护神经，避免术后出现失神经症状或加重神经损害症状。④完整的病例诊断一定需要临床症状、影像学资料和病理检查相结合。如果诊断明确，及时手术，患者一般均可获得良好的临床疗效。软骨肉瘤患者术后 5 年生存率较高，但某些软骨肉瘤在手术 10 年以后仍有局部复发和转移，需警惕。软骨肉瘤一般临床症状不明显，许多患者等到症状明显或已发生病理骨折时才就医，此时已对病情造成延误，因为软骨肉瘤为恶性肿瘤，需要骨肿瘤科医师全面认识此病的发生、发展及转归。

010　肩胛骨软骨肉瘤

病历摘要

患者，男性，25 岁。主因右上肢乏力伴右肩关节功能障碍 3 月余就诊我院。

[既往史]　患者既往无肿瘤病史。

[入院查体]　右肩背部及右肩关节略肿胀，表面皮肤未见明显红肿、色素沉着及迂曲血管；触诊皮温正常，右肩背部肿块压痛（+）；右肩关节无明显压痛、叩击痛；肩关节主动活动屈曲 30°，后伸 15°，外展 45°，肩关节主动活动时肩背部肿块疼痛。

[辅助检查]　①右肩部 X 线：右肩胛盂内侧可见云雾状高密度影，边界模糊，肩胛骨外形正常，喙突下方高密度影延续至肩胛盂下方，侧位显示肩胛骨与肋骨之间间隙增宽，其内可见边界模糊肿块，其内散布不规则颗粒样钙化影（图 10-1）。②右肩部 MRI：右肩部水平位 MRI 示右肩胛骨及周围软组织内混杂信号影，其内可见片状高信号影，肩袖内可见不规则信号影；右肩部冠状位 MRI 示右肩胛骨与肋骨之间可见一高信号肿块，边界尚清，三角肌后束内可见高信号（图 10-2）。

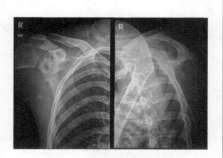

图 10-1　入院时右肩部 X 线

[诊断]　术前给予患者行穿刺活检，证实为软骨肉瘤。

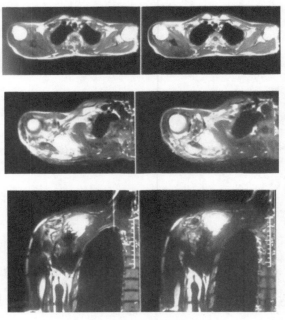

图 10-2　右肩部 MRI

[治疗]　给予患者行右肩胛骨扩大切除＋右肩关节悬吊重建术。患者术后病情平稳，术后复查 X 线可见右肱骨头位于右锁骨远端下方，右肩胛骨消失，周围软组织未见明显瘤体残留（图 10-3）。术后 5 天患者痊愈出院。

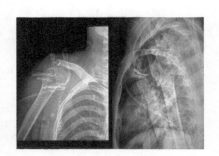

图 10-3　术后 X 线

🩺 病例分析

肩胛骨软骨肉瘤约占全部病例的 5%，发病率较四肢长管状骨低。一般软骨肉瘤影像学表现为骨内溶骨性改变，生长较缓慢。生长较快的病例影像学上可见界限不清的溶骨性改变，可伴有或不伴有骨皮质的破坏，常可由于软骨钙化及骨化而表现出在影像学上的不透光性。病灶内钙化特征为不规则散布的颗粒样、结节样或球状影；较不典型病例可见病灶内肥皂泡样或面包屑样改变，这是因为骨壳内有骨嵴形成。

软骨肉瘤按细胞组织学特点可分为Ⅰ级、Ⅱ级、Ⅲ级、去分化型及间叶型软骨肉瘤。其中放射学上钙化最为明显的是Ⅰ级软骨肉瘤，而去分化型则很少有钙化发生，病灶内常呈散在、无定形、不规则的斑片状改变。Ⅰ级软骨肉瘤属于低度恶性肿瘤，而Ⅲ级和去分化型软骨肉瘤则属于高度恶性肿瘤。另外，常见的软骨肉瘤骨皮质变薄，呈膨胀性生长；一些生长缓慢的软骨肉瘤，其骨皮质会因反应性骨化而增厚，这种增厚的骨皮质常表现为特征性的粗糙，表明肿瘤已侵袭骨皮质。

在临床表现上，Ⅰ级和Ⅱ级软骨肉瘤属于低度恶性肿瘤，其生长缓慢，以骨和软组织肿块为主要临床表现，患者可以长期带瘤生存；Ⅲ级软骨肉瘤和去分化型软骨肉瘤则属于高度恶性肿瘤，其生长迅速，早期即可出现局部严重疼痛、关节活动障碍、神经压迫症状，严重时可出现病理骨折。低度恶性软骨肉瘤常因临床表现不明显而延误诊治，而针对高度恶性软骨肉瘤，需要及时行手术治疗。

在影像学上，通过对肿瘤生长部位、肿瘤软骨钙化情况、骨皮质侵袭程度、周围软组织病变程度可以对软骨肉瘤做出初步诊断。另外，软骨肉瘤需要与一些含软骨成分的良性骨肿瘤鉴别，如内生软骨瘤、骨软骨瘤、软骨母细胞瘤等。

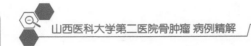
专家点评

　　软骨肉瘤对放化疗不敏感,外科治疗是主要的治疗方法。本例患者为肩胛骨软骨肉瘤,肩胛骨破坏严重,软组织肿块明显,恶性程度较高,故采用全肩胛骨切除术,以减少术后复发。全肩胛骨切除后,可采用肩胛骨假体重建肩关节的功能,该患者由于经济原因,采用肱骨近端悬吊重建肩关节的部分功能,术后治疗效果满意。

　　针对患者复杂多变的临床症状及影像学表现,对该疾病的诊断显得至关重要。①对于Ⅰ级和Ⅱ级软骨肉瘤患者而言,患者的临床症状较不明显,常常因为症状轻微而忽略病情,等到病情进一步发展时,其治疗变得复杂且棘手;因此,早期诊断对于Ⅰ级和Ⅱ级软骨肉瘤患者非常重要,同时也可以最大程度保留患者一般功能。②对于Ⅲ级和去分化型软骨肉瘤患者,应当针对病情选择合适的手术治疗方案,避免患者因病情进一步发展而造成严重的不良后果。③此病例在影像学上诊断为Ⅲ级软骨肉瘤,患者右肩胛骨肿块造成骨质破坏,同时已侵犯周围软组织,在治疗手段上需彻底清除肿瘤;同时患者右上肢无肿瘤侵犯,右上肢没有出现神经、血管压迫症状,考虑给予患者切除肿块并保留右上肢功能。此手术虽丧失了患者右肩关节较多功能,但不会影响患者右肘关节及右手部功能。对于患者日常生活不会造成太大影响。

011 股骨近端软骨肉瘤

病历摘要

患者，女性，57 岁。主因右髋部间歇性疼痛 3 年余，于我院门诊就诊。

[既往史] 患者既往无肿瘤病史。

[入院查体] 右髋部未见明显肿胀，表面皮肤未见明显红肿、色素沉着及迂曲血管；触诊皮温正常，右髋关节未触及明显压痛及肿块；右髋关节主动活动、被动活动均不受限制。

[辅助检查] ①右髋部 X 线：右股粗隆部膨胀性肿块，边界尚清，骨皮质变薄，骨内未见明显骨小梁，其内散布少量不规则颗粒样钙化影（图 11-1）。
②骨盆 CT：右股骨近端骨内病灶，骨皮质破坏，呈穿凿样，病灶内可见不规则散布的结节样钙化影，正常骨质结构消失（图 11-2）。③骨盆 MRI：可见右股骨近端病灶 T_1 加权像

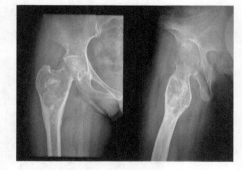

图 11-1 入院时右髋部 X 线

呈低信号，T_2 加权像可见病灶内高低混杂信号，周围骨膜有少许高信号影（图 11-3、图 11-4）。④胸部 CT 检查未见明显转移灶。

[诊断] 术前给予患者行穿刺活检，证实为软骨肉瘤。

[治疗] 给予患者行右股骨近端软骨肉瘤瘤段切除 + 人工假体重建术。患者术后病情平稳，复查术后 X 线未见髋关节假体脱位，

周围软组织未见明显瘤体残留（图 11-5）。术后 14 天患者痊愈出院。

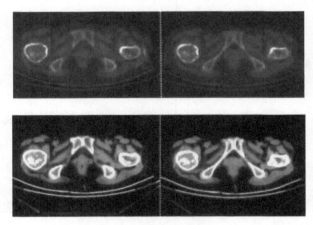

图 11-2　骨盆 CT

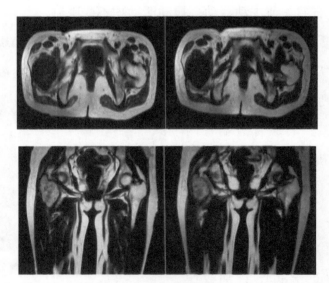

图 11-3　髋关节 MRI（T1 加权）。右股骨近端病灶呈低信号，周围边界尚清楚，软
组织内可见少许高信号片状影

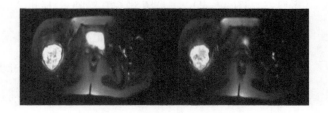

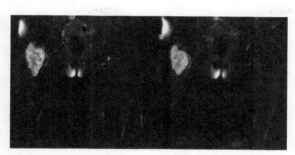

图 11-4 髋关节 MRI（T2 加权）。右股骨近端病灶内高低混杂信号，周围骨膜有少许高信号影，局部软组织与肿瘤之间有明确界线

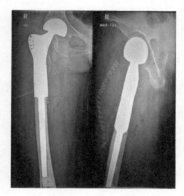

图 11-5 术后 X 线

病例分析

软骨肉瘤的发生目前有以下几种推测：①软骨肉瘤在发展过程中失去了软骨表型，去分化为骨肉瘤的间变表型；② Sunerkin 等在研究中发现，软骨肉瘤很可能是一类碰撞癌，即来自多能间质干细胞的两类完全独立的肿瘤细胞克隆产生，长期低度恶性的软骨肉瘤细胞对周围骨质造成慢性刺激，最终导致高度恶性肿瘤的发生；③ Bavem 等认为软骨肉瘤为单克隆起源，即软骨肉瘤中的去分化成分和软骨样成分起源于一共同前体细胞，该前体细胞

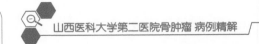

具备向两者分化的能力，并可表达软骨细胞和高度恶性肉瘤细胞的特性。

目前手术治疗仍然是软骨肉瘤的主要治疗方法。影响软骨肉瘤患者预后的因素主要有肿瘤级别、组织亚型、性别、年龄、肿瘤生长部位、有无病理性骨折、手术是否完整切除病灶等。Gritner 等对 266 例诊断为软骨肉瘤且未发生转移患者进行了回顾性研究，其中 254 例行手术治疗，79% 患者实施保肢治疗，10 年生存率为 28%。他们发现局部复发和生存率与不充分的外科边界切除有很大关系。因此，完整的外科边界切除是治疗软骨肉瘤的关键因素。有研究发现，采用单纯手术治疗患者的生存率与手术联合辅助化疗患者的生存率之间无明显差异，说明单纯手术治疗即可获得满意的效果。

专家点评

股骨近端软骨肉瘤切除后形成的骨缺损采用股骨近端假体重建能够取得满意的治疗效果。术中采用关节囊荷包缝合，能够有效地预防股骨近端假体的脱位，应用补片或 Lars 包裹假体近端，能够很好地重建臀中肌的止点，减少术后跛行。

软骨肉瘤的手术治疗方法多种多样，这主要取决于肿瘤破坏范围及是否发生转移。随着科学技术的进步，患者的保肢意愿显得尤为强烈，这就给手术医师带来了巨大的挑战，术前完善患者肿瘤破坏范围的评估及是否施行保肢治疗成为患者对手术接受程度的重要因素。除手术治疗外，目前研究发现针对软骨肉瘤的治疗方法还有化疗及生物学治疗。① Mitchell 研究发现由骨软骨瘤发展而来的软骨肉瘤患者，化疗可延长患者的生存时间；但目前针对分化级别较高的软骨肉瘤患者化疗后是否有效暂无报道。②软骨肉瘤的分子靶向治疗是目前研究最火热的课题。Apomab（Apo21/TRAIL，人肿瘤坏死因子相关凋亡诱导配体）通过结合DR5受体的单克隆抗体拮抗剂，抑制其与DR5受体结合，进而诱导凋亡信号产生，启动细胞自然凋亡。市场上现有的治疗软骨肉瘤靶向药物虽然对软骨肉瘤患者有一定治疗作用，但远期治疗效果仍有待进一步观察。

参考文献

1. PAASCH C，DE SANTO G，BOETTGE K R，et al. Mesenchymal chondrosarcoma metastasising to the pancreas. BMJ Case Reports，2018，11（1）：e226369.

2. 冯乃实，李瑞宗，张学军，等. 骨与关节肿瘤及瘤样病变4327例统计分析. 中华骨科杂志，1997（12）：33-38.

3. 郭卫,邵增务,张伟滨,等.软骨肉瘤临床循证诊疗指南.中华骨与关节外科杂志，2018，11（4）：302-311.

4. 唐顺,郭卫,汤小东,等.间叶性软骨肉瘤的外科治疗及预后分析.中国肿瘤临床，2013，40（16）：984-987.

5. 王宇，袁涛，陈家会，等.肱骨近端中央型低级别软骨肉瘤手术方式选择及其预后.昆明医科大学学报，2019，40（11）：69-77.

6. SHEMESH S S，PRETELL-MAZZINI J，QUARTIN P A J，et al. Surgical treatment of low-grade chondrosarcoma involving the appendicular skeleton：long-term functional and oncological outcomes. Arch Orthop Trauma Surg，2019，139（12）.

7. 唐军，董江宁，李乃玉，等.CT和MR联合诊断不同级别软骨肉瘤的影像特征对比分析.中国医学装备，2019，16（5）：43-47.

8. DAVID P，JUAN B，CAROLINA C，et al. Chondrosarcoma of the scapula secondary to radiodermatitis. Int J Surg Case Rep，2012，3（4）：134-136.

9. BARLOW I W，NEWMAN R J. Primary bone tumours of the shoulder：an audit of the Leeds Regional Bone Tumour Registry. J B Coll Surg Edinb，1994，39（1）：51-54.

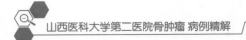

10. MAGUIRE R，REAVILL D R，MAGUIRE P，et al. Chondrosarcoma associated with the appendicular skeleton of 2 domestic ferrets. Journal of Exotic Pet Medicine，2014，23（2）：165-171.

11. COLLINS M S，KOYAMA T，SWEE R G，et al. Clear cell chondrosarcoma：radiographic，computed tomographic，and magnetic resonance findings in 34 patients with pathologic correlation. Skeletal Radio，2003，32（12）：687-694.

12. CHEUNG L T，CHOW. Femur chondrosarcoma misdiagnosed as acute knee arthritis and osteomyelitis—further developing a hitherto unreported complication of tumor embolic ischemic ileal perforation after arthroscopic lavage. Pathol Res Pract，2014，210（12）：1095-1099.

13. KARPIK M，Reszei J. Radionegative low grade chondrosarcoma in distal third of femur. Case study. Ortop Traumatol Rehabil，2017，19（6）：543-551.

14. YAO M，WANG X，ZHAO Y F，et al. Expression of MMPs is dependent on the activity of mitogen-activated protein kinase in chondrosarcoma. Mol Med Rep，2017，15（2）：915-921.

15. TSUDA Y，OGURA K，HAKOZAKI M，et al. Mesenchymal chondrosarcoma：a Japanese Musculoskeletal Oncology Group （JMOG） study on 57 patients. J Surg Oncol，2017，115（6）：760-767.

16. OMLOR G W，Lohnherr V，HETTO P，et al. Surgical therapy of benign and low-grade malignant intramedullary chondroid lesions of the distal femur：intralesional resection and bone cement filling with or without osteosynthesis. Strategies Trauma Limb Reconstr，2018，13（3）：163-170.

17. WAHID S T，JONES R，CHAWLA S L，et al. A new variant of Carney's triad：phaeochromocytoma and chondrosarcoma. Postgrad Med J，2001，77（910）：527-528.

18. SHIH W J，MITCHELL B，MAGOUN S，et al. Localization of 99mTc HMDP in an extraskeletal myxoid chondrosarcoma：a case report. J Nucl Med Technol，2001，29（2）：84-85.

19. OUYANG Z X，WANG S S，ZENG M，et al. Therapeutic effect of palbociclib in chondrosarcoma：implication of cyclin-dependent kinase 4 as a potential target. Cell Commun Signal，2019，17（1）：17.

20. ZINONOS I，LABRINIDIS A，LIAPIS V，et al. Apomab，a fully human agonistic DR5 exhibits potent antitumor activity against primary and metastatic breast cancer Mol Cancer Ther，2009，8（10）：2969-2980.

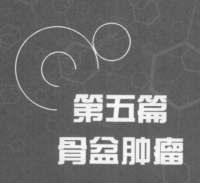

第五篇
骨盆肿瘤

012　髂骨软骨肉瘤

📋 病历摘要

患者，女性，20岁。主因左臀部疼痛3个月，加重伴活动受限1个月来院就诊。

[现病史]　患者因左侧臀部疼痛，于当地医院就诊，给予对症治疗，效果欠佳，遂来我院就诊。

[入院查体]　左臀部上部可触及约5 cm×5 cm大小肿块，类圆形，无活动度，边界不清，局部压痛（＋），叩击痛（＋），左髋关节活动略受限。

[辅助检查]　①骨盆X线示骨质未见明显破坏（图12-1）。

②CT可见左侧骶骨骨质破坏（图12-2）。③骨盆MRI示肿瘤生长呈侵袭性，破坏骶髂关节及软组织肿块形成（图12-3）。

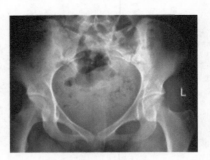

图12-1 骨盆X线

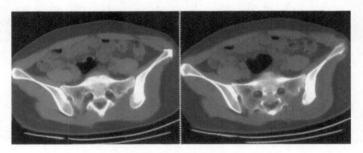

图12-2 骨盆CT

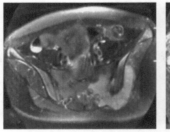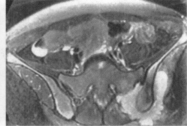

图12-3 骨盆MRI

[诊断] 入院行相关检查后，行局部穿刺活检，病理结果回报考虑髂骨软骨肉瘤。

[治疗]　继续完善术前准备后行髂骨软骨肉瘤广泛切除重建术。术后 X 线示肿瘤扩大切除，骶髂关节钉棒系统重建，同侧髂骨植骨术后（图 12-4）。术后 8 天患者出院。

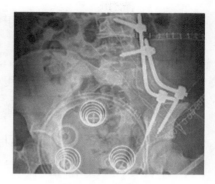

图 12-4　术后 X 线

病例分析

软骨肉瘤在全部原发恶性骨肿瘤中约占 9.2%，年发病率约 1/200 000，可发生在任何年龄，平均发病年龄 50 岁左右，男性多于女性（55% ： 45%）。

软骨肉瘤是软骨细胞来源的骨恶性肿瘤，经典型软骨肉瘤占所有软骨肉瘤的 85%，包括原发性软骨肉瘤和继发性软骨肉瘤两大类。目前国内外常用的病理学分级方法是三级法，根据软骨细胞丰富程度和异形性、双核细胞和核分裂象多少以及黏液变性程度将经典型软骨肉瘤分为 1 级、2 级及 3 级。值得一提的是，2013 年 WHO 骨与软组织肿瘤分类标准已将 1 级软骨肉瘤归入交界性肿瘤。遗传性多发骨软骨瘤病、Ollier 病（多发性内生软骨瘤病）和 Maffucci 综合征（内生软骨瘤病伴软组织血管瘤）经常会恶变为继发性软骨肉瘤。继发性软骨肉瘤通常恶性程度低，转移率低。

软骨肉瘤一般发病缓慢，最常见的症状是疼痛，开始为钝痛，呈间歇性，逐渐加重，其后是慢慢增长的肿块。病变位于骨盆或中轴骨的患者通常在疾病后期肿瘤增大明显时才表现出症状，疼痛发作较隐匿。发生于髂骨的软骨肉瘤约占全身软骨肉瘤的 25%。

软骨肉瘤 X 线表现为密度减低的阴影，病灶中有斑点状或块状钙化点。由于肿瘤生长缓慢，往往引起病变周围骨皮质膨胀、变薄，但很少穿破皮质。一旦肿瘤穿破骨皮质或并发病理性骨折时，肿瘤可侵入周围软组织。在软骨肉瘤的诊断依据中，肿瘤的钙化是非常重要的，其次是骨破坏类型、骨皮质侵蚀、骨膜反应等。大体检查软骨肉瘤多数瘤体较大，大多数体积较大的肿瘤发生在扁平骨或不规则骨上，特别是髂骨、肋骨和肩胛骨。

临床确诊诊断，需要临床病史，辅助检查包括 X 线、CT、核磁结合病理检查。其治疗应结合肿瘤的分期、分级，所处骨盆肿瘤外科分区区域及评定骨盆的旋转中心和偏心距来综合评定，对于骨盆 / 骶骨的软骨肉瘤病例，无论病理分级如何，都必须选择切缘阴性的广泛切除。其治疗原则同样是早期诊断、早期治疗。骨盆肿瘤，尤其是骨盆恶性肿瘤更应遵循综合治疗的原则，以手术治疗为主，辅以一定的放疗、免疫疗法等。由于骨盆解剖结构复杂并与周围很多重要器官相毗邻，这一区域的肿瘤常体积较大、侵及范围较广泛，因此对手术技术要求高、难度大、术后并发症多。鉴于上述理由，根据骨盆肿瘤类型、分期、患者的全身状况，有计划合理地利用各种有效手段，提高骨盆肿瘤患者的治愈率和患者的生活质量，是骨科医师的当务之急。

骨盆肿瘤分区对指导外科手术治疗方案及其重要，根据 Enneking 骨盆肿瘤的分区标准，依据肿瘤侵犯和切除的解剖部位将骨盆环分为 4 个区域：髂骨为 I 区，髋臼为 II 区，坐骨和耻骨

（闭孔环周围）为Ⅲ区，骶骨翼为Ⅳ区（图12-5）。Ⅰ区、Ⅳ区软骨肉瘤切除后应重建骨盆环连续性。Ⅲ区软骨肉瘤切除后一般无须重建，且术后功能较好。髋臼周围（Ⅱ区）软骨肉瘤切除后功能损失最大。

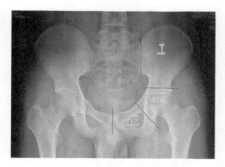

图 12-5　骨盆肿瘤的分区

　　本例患者，术前行相关检查结合病理结果确诊，完善术前准备后行肿瘤扩大切除、骶髂关节重建术手术治疗。术后患者病情平稳，定期规律复查，可逐步扶拐下地行走，效果满意。

专家点评

　　本例患者属Ⅰ区髂骨肿瘤，同时侵犯Ⅳ区，手术时将瘤体完整切除，切除边界必须足够，近端肿瘤侵犯骶骨，以左侧骶孔为边界，远侧达臼顶上方，局部骨缺损采用部分未侵犯髂骨重建，同时采用椎弓根钉棒系统将下腰椎与髋臼顶连接，以恢复骨盆环的稳定性。椎弓根钉棒固定早期我们采用两钉一棒，力学强度差，容易断裂，近来，我们采用四钉两棒固定，取得满意的治疗效果。

　　骨盆是人体的重要组成部分，骨盆环肿瘤位置深在，起病隐匿，发现时体积常已较大，侵及范围较广，给患者的生理及心理带来巨大的伤害，该部位解剖结构复杂且与周围重要器官毗邻，血管神经丰富，外科手术切除的难度较大、技术要求高、术后并发症多，如果肿瘤切除后影响骨盆的稳定，通常需要采用各种方法进行重建，以重获骨盆的稳定性。

013 髂骨梭形细胞肉瘤

病历摘要

患者，男性，52岁。主因左髋部疼痛4个月，加重伴活动受限15天来院就诊。

[现病史]　于当地医院行相关检查后，考虑为左髋部占位性病变，建议至上级医院就诊。

[入院查体]　患者俯卧位，左髋后部及左臀下部可扪及硬性肿块，无活动度，局部压痛（+），叩击痛（+），左髋关节活动受限，以前屈活动受限最明显，活动时疼痛明显加重，髋关节"4字"试验时疼痛剧烈。

[辅助检查]　①骨盆X线示左侧髂骨及髋臼骨质破坏（图13-1）。②骨盆MRI示髂骨病变破坏髋臼，侵犯周围软组织（图13-2）。③CT可见髂骨髋臼骨质破坏（图13-3）。④骨盆CT重建示左侧髂骨及髋臼骨质破坏（图13-4）。

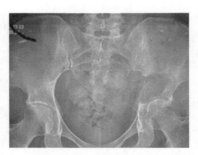

图 13-1　骨盆 X 线

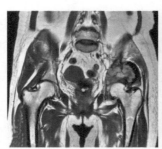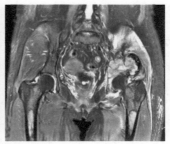

图 13-2　骨盆 MRI

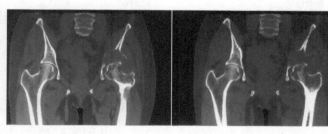

图 13-3　骨盆 CT

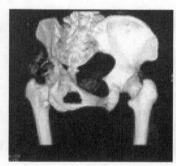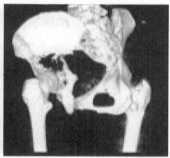

图 13-4　骨盆 CT 重建

[诊断]　入院后行局部穿刺活检，穿刺物送病理检查，结果回报证实梭形细胞肿瘤呈侵袭性生长。

[治疗]　给予 2 个疗程化疗后行半骨盆置换术手术治疗。术后 X 线复查示 1/2 区肿瘤扩大切除，半骨盆置换术后（图 13-5），术后 7 天患者出院。

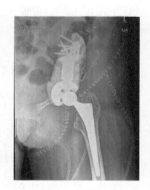

图 13-5　术后 X 线

📋 病例分析

梭形细胞肿瘤主要是以梭形细胞为主，可发生在任何器官或组织，形态学表现可以是癌也可以是瘤。可发生在上皮组织（如梭形细胞癌、梭形细胞鳞癌），也可发生在间叶组织（如梭形细胞肉瘤、梭形细胞间质肉瘤），形态表现复杂，多类似肉瘤，或伴有形似肉瘤的间质成分。免疫表型既可表现为癌，也可表现为肉瘤，或表现为癌肉瘤结构等的一类肿瘤。该病较难直接检查，需多方面的检测如免疫组织化学标记等。以梭形细胞为主的肿瘤类型很多，除肉瘤外还有一些癌和恶性黑色素瘤，当细胞分化程度低时，进行组织学类型诊断常较困难。在观察切片进行鉴别诊断时，可以从以下几方面入手，逐层剖析。

（1）从肿瘤发生部位和患者年龄出发，初步分析肉瘤、癌或恶性黑色素瘤何者可能性大。低分化的软组织肉瘤和恶性外周神经肿瘤多发生于人体较深部的组织，如肌肉、腹膜后、盆腔、纵隔和内脏器官，与组织表面被覆的皮肤或黏膜上皮关系不密切；低分化的梭形细胞癌多见于被覆鳞状上皮或移行上皮的器官组织，如鼻咽、食管、膀胱，肿瘤与上皮关系密切，有溃疡形成。此外，肺、甲状腺等器官内也可见梭形细胞癌。恶性黑色素瘤则多见于皮肤及外胚层来源的黏膜。对儿童和20岁以下的青少年多考虑肉瘤，成年人则肉瘤和癌都有可能。

（2）软组织肿瘤中出现较多瘤巨细胞和异形细胞者一般不是纤维肉瘤，而应多考虑横纹肌肉瘤、脂肪肉瘤、恶性纤维组织细胞瘤或平滑肌肉瘤，其次考虑恶性周围性神经鞘肿瘤。

（3）梭形细胞的形态和排列方式可以在一定程度上提供肿瘤组织学类型的线索。例如，纤维肉瘤细胞的胞质通常不如肌源性细胞丰富，胞质宽度一般不超过核的宽度，细胞边界也不如后者的清楚；而肌源性肿瘤细胞可呈长梭形或带状，胞质内可见纵行的肌原纤维；横纹肌肉瘤的胞质嗜伊红染色较强；纤维肉瘤的梭形细胞束多呈人字形排列；车辐状结构多见于恶性纤维组织细胞瘤，其他梭形细胞性肉瘤中亦可见，但较少且不甚典型；核栅状排列在恶性神经鞘膜瘤和中度分化的平滑肌肉瘤中虽不如相应的良性肿瘤中明显，但仍有时可见。

（4）仔细寻找梭形细胞向其他形态细胞过度的证据。以梭形细胞为主的肉瘤中如果能找到向横纹肌母细胞、脂肪母细胞等方向分化过度，或呈双向分化的细胞（滑膜肉瘤、恶性间皮瘤），则依分化方向做分类诊断。

（5）经过上述分析，鉴别肿瘤类型仍有困难时可借助免疫组化、特殊染色或电镜检查。

髂骨梭形肉瘤治疗仍然是以外科手术切除为主的综合治疗，完善术前准备与术后评估，行相关检查明确肿瘤的外科边界。手术要求进行肿瘤广泛切除，其外科边界是影响患者预后的重要因素，髂骨肿瘤位置较深，早期不易发现，肿瘤体积往往较大。术前需完善影像学资料，明确诊断，设计合理的手术方案以及术中确定肿瘤的范围使手术达到广泛的瘤体切除。研究者一致认为对可切除病灶实施广泛切除是提高长期生存率的有效方法。

本例患者，行术前相关检查结合病理结果确诊，术前给予2个疗程规律化疗，完善术前准备后行瘤体广泛切除、半骨盆置换术。切除范围包括一侧坐骨支、部分耻骨支、全髋关节及部分髂骨，保证瘤体切除范围。术后复查效果满意，门诊规律定期复查，可逐步扶拐行走。

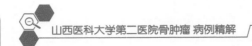
专家点评

骨盆髋臼周围的恶性肿瘤，由于肿瘤部位深，切除范围又是身体负重力线必经之路，故肿瘤切除及肿瘤切除后骨盆髋关节的修复重建是骨肿瘤手术治疗中一项非常复杂的外科技术，由于该区域解剖结构复杂且与周围重要器官毗邻，血管神经丰富，外科手术切除的难度较大、技术要求高、术后并发症也多，所以在术前应对肿瘤所处位置按照 Enneking 骨盆肿瘤的分区标准准确定位，积极行术前准备，制定合理手术方案，设计完善的肿瘤假体。同时就手术操作、髋关节修复重建、术后肢体功能康复训练等方面进行深入分析，选择合适手术方案，在切除肿瘤的同时进行骨盆环的重建，以恢复骨盆的稳定性。

该例患者在病检确诊后，给予 2 个疗程术前规律化疗，复查后可见瘤体边界较前清晰，局限化。患者疼痛不适症状减轻，术中选用定制式肿瘤假体于半骨盆切除后行假体重建，重建了有活动的髋关节，术后患者可独立行走，疼痛明显减轻，术后早期下床，活动功能良好，近期随访效果满意。

014　髂骨尤文肉瘤

病历摘要

患者，女性，14 岁。主因右髋部疼痛 4 个月，加重伴活动受限 1 个月来院就诊。

[现病史]　初起疼痛症状较轻，于行走后加剧，休息后缓解，未予重视，于当地医院行对症治疗，效果欠佳，病情逐渐加重，遂来我院。

[入院查体]　右髋部明显肿胀，局部皮温高，压痛及叩击痛（＋），有静息痛，疼痛有时累及同侧大腿及小腿，行走困难，卧床休息。

[辅助检查]　①骨盆 CT 示髂骨及髋臼溶骨性破坏，软组织肿块形成（图 14-1）。

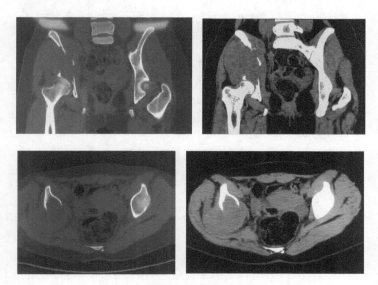

图 14-1　骨盆 CT

② CT 三维重建可见髂骨及髋臼骨质破坏（图 14-2）。③骨
盆 X 线显示右侧髂骨、髋臼骨质破坏，边界不清（图 14-3）。
④骨盆 MRI 示右侧髂骨及髋臼病变，T1 低信号，T2 高信号，软
组织肿块形成（图 14-4）。

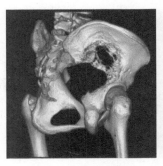
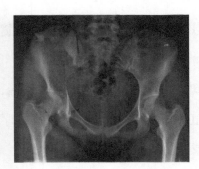

图 14-2　CT 三维重建　　　　图 14-3　骨盆 X 线

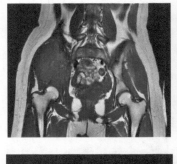
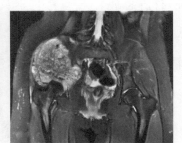
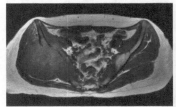
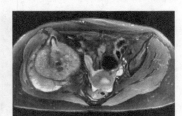

图 14-4　骨盆 MRI

[诊断]　行相关检查后，给予局部穿刺活检，病检回报证实
右髂骨尤文肉瘤。

[治疗]　因瘤体较大，进展较快，遂决定行骨盆 I 区＋Ⅱ区切除、

钉棒半骨盆假体重建术，术后复查 X 线示骨盆I区＋Ⅱ区肿瘤切除后、钉棒半骨盆重建术后（图 14-5）。术后 10 天患者出院，于肿瘤科进行行术后化疗。

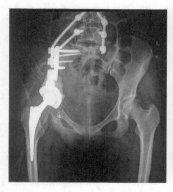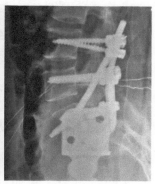

图 14-5　术后复查 X 线

病例分析

尤文肉瘤（Ewing's sarcoma，ES）传统的概念认为其系起源于骨髓的间充质结缔组织，以小圆细胞为主要结构的原发恶性骨肿瘤，主要来源于骨，也有少数发生于软组织中，现代的新概念是起源于神经外胚层的骨或软组织的小圆细胞肿瘤。一般来说任何骨均可发病，长骨多于扁骨，也有报道两者发病率基本相等。其中长骨好发于股骨、胫骨、肱骨、腓骨，可侵犯干骺端及骨干；扁骨好发于髂骨、肩胛骨、肋骨、颌骨、骶骨。

其主要症状为局部疼痛、肿胀，开始时疼痛常不剧烈，呈间歇性，活动时加剧，并逐渐加重，变为持续性疼痛。位置表浅者，早期即可发现肿块，表现为压痛、皮温高，发红。全身情况差，常伴有发热、贫血、白细胞计数增高、血沉增快，有时很类似急

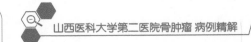

性血源性骨髓炎。更有特殊者应用抗生素后肿痛常减轻，体温可降至正常，继之症状重复出现。发生在脊椎者常伴有剧烈根性痛、截瘫及大小便失禁。发生在骨盆者有腹股沟、腰骶部疼痛和神经源性膀胱症状，甚至有时可引起下肢放射性疼痛等症状，尤文肉瘤发展极快，早期即可发生广泛转移，累及全身骨骼、内脏及淋巴，但发生病理性骨折者较少见。

疾病仍然是以临床病史包括症状、体征结合辅助检查诊断，确诊需进行病理学检查，其早期诊断较困难，尤其有较高的漏诊率，临床上出现局部疼痛、肿胀，全身情况变化迅速，经抗感染治疗无效或开始时有效，很快又出现无效者，疼痛呈间歇性，逐渐加重者，甚至有夜间痛，常伴有贫血、发热、白细胞计数增高，体重减轻，血沉加快者，应考虑本病。于早期行相关检查，局部穿刺活检，借助于 CT、MRI、电镜、免疫组织化学、分子病理才能确诊。

尤文肉瘤的治疗仍是以外科手术为主，结合术前、术后的化疗及放疗的新辅助化疗方案。由于其恶性度高、病程短、转移快，采用单纯的手术、放疗、单药化疗效果均不理想，绝大多数患者在 2 年内死亡，5 年生存率不超过 10%。随着对细胞增殖动力学理论的深入研究和新抗癌药物的不断涌现以及对各种抗癌药物作用机制认识的深入，也为制定安全有效的治疗方案提供了理论基础，使对尤文肉瘤的化疗有了显著的进步，特别是近年来采用综合疗法，使局限性尤文肉瘤治疗后 5 年生存率提高到 75% 以上。外科手术切除要求尽可能将肿瘤完整切除，因为切缘阳性与尤文肉瘤的复发呈正相关。Sluga 等研究指出，切缘阴性的患者无论是

5年无事件生存率还是总生存率均明显高于切缘阳性的患者。对于切缘阳性的患者，如有可能应该进行再次手术切除残留的肿瘤组织。

尤文肉瘤对放疗极为敏感，经小剂量照射后，能使肿瘤迅速缩小，局部疼痛明显减轻或消失。但单独应用的远期疗效很差。对于局部尤文肉瘤，放疗为传统的治疗方法之一，对于不能手术、肿瘤未能完整切除、术后切缘阳性的患者和对化疗药物抵抗的患者，放疗可以作为治疗手段，建议补充放疗。

尤文肉瘤治疗中，术前和术后化疗作为重要的辅助治疗方法取得了良好的临床疗效，新辅助化疗可以消除微小转移灶，同时能够缩小局部病灶，使得原发肿瘤有更好的边界以达到成功进行局部控制的目的。

专家点评

骨尤文肉瘤是小圆形细胞低分化的恶性肿瘤，其占所有原发性骨肿瘤的 6% ～ 8%，是儿童和青少年最常见的恶性原发性骨肿瘤。疼痛和肿胀是最常见的早期症状。

以往手术是治疗本病的主要措施，随着放疗、化疗疗效的提高和对其所产生副作用的对策逐渐完善，单纯采用外科手术治疗的患者日趋减少。手术治疗的原则是完全切除肿瘤，以最大限度达到有效的局部控制，防止和减少肿瘤的转移。在此基础上，尽可能多地保留肢体功能，提高患者的生活质量。因此手术治疗的作用日趋重要。为了正确地选择手术方案，术前应对患者进行全面、认真的评价，根据患者的年龄、肿瘤的部位、肿瘤的大小和肿瘤

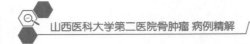

毗邻的重要解剖组织，决定采用何种手术方式。

本例少儿患者，因病变进展较快，临床症状较重，术前未给予放化疗，采用及时定制肿瘤假体，先行手术治疗，术后继续早期开始放疗和化疗结合的综合治疗。手术方案的设计应包括肿瘤切除及肿瘤切除后骨盆髋关节的修复重建，术前定位该肿瘤累及骨盆肿瘤 Enneking 分区的 Ⅰ 区（髂骨）＋ Ⅱ 区（髋臼）＋ Ⅳ 区（累及骶骨）。因肿瘤范围较广、体积较大、切除困难，所以重建后假体功能及稳定性难以保证。

经过积极术前准备、制定合理手术方案、设计完善的肿瘤假体，同时就手术操作、髋关节修复重建等方面进行深入分析，选择合适该类肿瘤的临床手术治疗方案，医疗组决定施行肿瘤瘤体完整切除并可调式假体重建术，联合腰椎椎弓根钉内固定，连接同侧椎弓根钉与假体，同时为保证腰椎双侧平衡给予健侧腰椎同期固定的手术方案，在切除肿瘤的同时进行骨盆环的重建，以恢复骨盆的稳定性，包括假体安置后的稳定性，同时重建了假体周围的肌群结构保证术后患髋的活动性。术后患者疼痛明显减轻，取得了较满意的治疗效果。

015 坐骨梭形细胞肉瘤（Ⅱ区 + Ⅲ区骨盆肿瘤）

病历摘要

患者，男性，52 岁。主因右腹股沟区疼痛 3 个月，加重伴活动受限 10 天来院就诊。

[现病史] 曾于当地医院行相关检查未予明确诊断，行对症治疗，效果欠佳，就诊于我院。

[入院查体] 腹股沟区疼痛，活动髋关节时疼痛加重，髋关节活动受限，外展外旋位明显，不能下地行走，负重位时疼痛加重，"4" 字试验（+）。

[辅助检查] ①骨盆 X 线示右侧坐骨支溶骨性破坏，未见明显骨皮质破坏（图 15-1）。②骨盆 CT 可见髋臼后柱骨质破坏（图 15-2）。

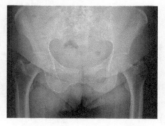

图 15-1 骨盆 X 线

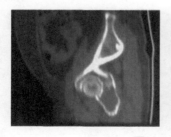 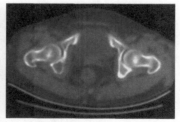

图 15-2 骨盆 CT

[治疗] 首次手术行局部病变组织活检，术中病检结果回报考虑右坐骨梭形细胞肉瘤。将病灶给予骨水泥填塞，术后骨盆 X 线

示局部病灶骨水泥填充（图 15-3）。
术后骨盆 MRI 可见髋臼后柱骨
水泥填充，内侧软组织肿块形成
（图 15-4）。术后行 2 个疗程规
律化疗。由于疗效不佳，再行半
骨盆置换术治疗（图 15-5），术
后 6 天患者出院。

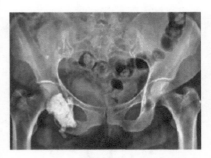

图 15-3　术后骨盆 X 线

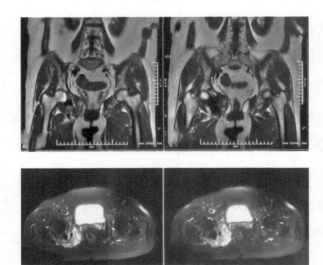

图 15-4　术后骨盆 MRI

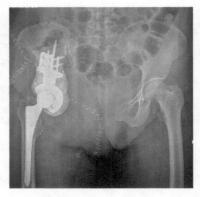

图 15-5　行定制半骨盆置换术后 X 线，肿瘤广泛切除

病例分析

　　坐骨梭形肉瘤治疗仍然是以外科手术切除为主的综合治疗，术前应做好术前准备与术后评估，明确肿瘤的外科边界。手术要求进行肿瘤广泛切除，其外科边界是影响患者预后的重要因素。坐骨肿瘤位置较为深在，早期不易发现，肿瘤体积往往较大。术前需完善影像学资料，明确诊断，设计完善的手术方案以及术中确定肿瘤的范围使手术达到广泛的瘤体切除。

　　本例患者，行术前相关检查结合病理结果确诊，术前给予 2 个疗程规律化疗，完善术前准备后行瘤体扩大切除、定制半骨盆置换术。切除范围包括一侧坐骨支、耻骨支、全髋关节及部分髂骨，保证瘤体切除范围。术后复查效果满意，再次给予术后规律化疗。

专家点评

　　根据骨盆肿瘤 Enneking 分区标准，该部位肿瘤属 Ⅱ 区 + Ⅲ 区肿瘤（Enneking 骨盆肿瘤的分区标准依据肿瘤侵犯和切除的解剖部位将骨盆环分为 4 个区域：髂骨为 Ⅰ 区；髋臼为 Ⅱ 区；坐骨和耻骨（闭孔环周围）为 Ⅲ 区；骶骨翼为 Ⅳ 区）。

　　首次手术，行切开手术治疗，术中结合冰冻病理结果考虑梭形细胞肉瘤，给予局部骨水泥填充。术后虽行 2 个疗程化疗，但局部病灶范围扩大，并侵犯髋臼，形成软组织肿块，影响患者髋关节活动功能，生活质量下降，遂行肿瘤广泛切除、定制半骨盆假体重建术，保留下肢长度，患者早期可在支具辅助下下地行走，获得较满意的治疗效果。

016 耻骨腺癌骨转移

病历摘要

患者，男性，70岁。主因右髋部及右腹股沟疼痛4个月，加重15天来院就诊。

[现病史] 步行约20米自觉右髋部及右腹股沟周围疼痛，无法行动，坐位休息后有所好转。睡眠保持体位不变时，疼痛加重。就诊于当地医院，未予明确诊断，给予对症治疗，效果欠佳。遂来我院。

[入院查体] 右髋部无肿胀，皮肤无红肿，皮温正常，耻骨联合前方右侧压痛（＋），右髋部屈曲45°，伸直时疼痛加重，右髋活动明显受限，以外旋、外展受限明显。

[辅助检查] ①骨盆X线示病变区位于右侧耻骨处，未见明显的骨质破坏（图16-1）。②骨盆MRI示右髋臼前侧T_2高信号，T_1低信号，轻微软组织肿块（图16-2）。

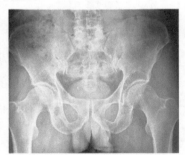

图16-1 骨盆X线

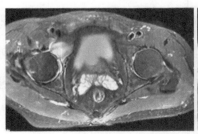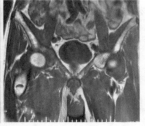

图16-2 骨盆MRI

③骨盆 CT 示右髋臼前侧骨皮质破坏，软组织肿块形成（图 16-3）。CT 三维重建可见右髋臼前侧骨质破坏（图 16-4）。

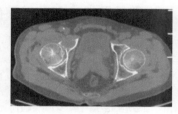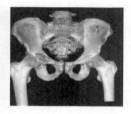

图 16-3　骨盆 CT　　　　　图 16-4　CT 三维重建

[治疗]　入院完善术前准备后行瘤体扩大切除，髋关节假体置换术治疗。术中切除大体标本（图 16-5），术后 X 线示肿瘤完整切除，自体股骨头重建骨缺损，全髋关节置换术后（图 16-6）。术后 5 天患者出院。

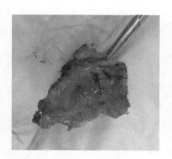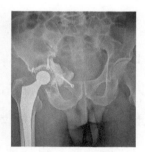

图 16-5　切除的大体标本　　　图 16-6　术后 X 线

病例分析

　　骨转移瘤（metastatic tumors of bone）是指其他部位的恶性肿瘤转移至骨骼的肿瘤，无论来源是癌还是肉瘤，统称为转移瘤。这些恶性肿瘤通过血液循环转移到骨骼并逐渐生长，形成继发肿瘤，这些肿瘤具有原发部位肿瘤的特点，转移部位肿瘤可以再转移。

也有一小部分肿瘤直接浸润到骨骼，这种情况常伴有较大范围的软组织浸润。恶性肿瘤向骨转移形成瘤是常见的恶性病变的生长表现形式，乳腺癌、前列腺癌和肺癌是最常出现骨转移瘤的原发恶性肿瘤，也多是转移瘤的首发部位和（或）首发症状，其次是甲状腺癌、肾癌、膀胱癌及黑色素瘤等。晚期乳腺癌或前列腺癌患者，几乎80%会出现骨转移瘤。疼痛是骨转移瘤最常见的表现，也是治疗的首要目的之一。近年来由于在认识上的进步、对相关理论的了解及手术技术的发展，人们将骨转移瘤定义为一种可以积极治疗的疾病，通过积极治疗可以延长患者生存期、提高患者生存质量、减轻肿瘤晚期给患者带来的痛苦，成为骨肿瘤外科治疗中的重要一部分。

肿瘤发生有两个重要环节：①正常细胞分裂的调控障碍，使肿瘤细胞不受限制地生长。②瘤细胞有足够的生存环境条件和自身运转能力，分为以下3种情况：a. 当瘤细胞的生长不能浸润正常组织就形成良性无侵袭性肿瘤；b. 当瘤细胞侵犯正常组织但不发生扩散及远隔转移，也形成良性肿瘤，但是具有侵袭性；c. 当肿瘤细胞既能在发生部位持续生长，也能脱离原始生长部位，在转移途中存活而不被机体自身免疫系统攻击，在远隔组织器官存活并形成转移灶，就成为恶性肿瘤。

从骨转移瘤的发生部位看，脊柱、骨盆、肋骨、股骨、肱骨和颅骨等是较常见的骨转移部位。约有1/4的癌症最终会发生骨转移，使骨转移瘤的治疗成为改善肿瘤患者晚期生存质量的重要内容，也是骨肿瘤科医师面临的挑战。提高患者生存质量、减轻晚期肿瘤患者痛苦、改善针对原发瘤治疗条件是骨肿瘤治疗的三个方面。由于骨盆位置深，邻近器官多，肿瘤发病隐匿，导致骨盆恶性肿瘤发现时往往侵犯范围较大，或引起周围脏器、神经、血管受压等症状，大多已是中晚期。

由于骨盆含有大量的骨松质，因此是骨转移瘤的好发部位，以乳腺癌的转移发生率最高，其余依次为肺癌、前列腺癌、子宫癌、卵巢癌、膀胱癌、甲状腺癌、肾癌及血液系统肿瘤等。其治疗原则同样是早期诊断、早期治疗。遵循综合治疗的原则，以手术治疗为主，辅以一定的放化疗（尤其是原发病灶）、免疫疗法等。鉴于上述理由，应根据骨盆肿瘤类型、分期、患者的全身状况，利用各种有效手段，提高骨盆肿瘤患者的治愈率和生活质量。随着医疗技术的发展，放疗、化疗等辅助治疗的应用，保肢手术已经广泛应用于骨盆肿瘤的治疗。髋臼周围肿瘤切除后行骨盆及髋关节功能重建一直是临床处理的难题，而且目前在骨盆Ⅱ、Ⅲ区恶性肿瘤术后选择何种重建方式上存在争议。

骨盆区肿瘤根据肿瘤侵犯的部位和范围选择切除骨的范围。由于股骨、骶骨间的力学传导机制依然存在，多数学者认为单纯区切除术后无须行骨重建，手术后基本不影响下肢的功能。但也有学者认为重建耻骨上支可防止后期同侧骶髂关节的失稳。

本例患者，高龄，考虑耻骨支转移性腺癌，患者疼痛感觉较剧烈，髋关节活动明显受限，严重影响生活质量，积极术前评估及术前准备后行瘤体广泛切除、髋关节假体置换术。术后疼痛不适症状明显缓解，病情平稳，出院后门诊复查可逐步扶拐辅助行走，手术效果满意。

专家点评

本例患者有两个特点：①患者为腺癌骨转移，属于晚期病变，治疗以姑息治疗为主，在保证疗效的前提下，手术越简单越好。②病变范围比较局限，仅限于髋臼的前柱，能够容易的整块切除。所以本例患者采用病灶整块切除，骨缺损采用自体股骨头重建、人工全髋关节假体重建。本例患者没有采用病灶刮除、骨水泥填充治疗，是因为病灶刮除的复发率比整块切除的复发率高。

骨盆髋臼周围肿瘤的治疗趋势越来越微创化，对于仅限于髋臼前柱、后柱及臼顶的肿瘤，不用采取以往髋臼整体切除、骨盆假体重建的治疗方法，可以采用自体股骨头重建骨缺损、人工全髋关节假体重建术，该手术创伤小，治疗效果好，患者可以早下地、早活动、早期康复。

耻骨转移性肿瘤在控制原发病灶的基础上，可行手术治疗，将瘤体完整切除后重建髋关节。该例老年患者，局部症状明显，严重影响生活质量，给予积极术前评估后行瘤体切除髋关节重建，该术式操作相对于其他骨盆肿瘤操作简单、固定牢靠、安装方便，力学传递接近生理要求，保留和重建了有活动的髋关节，术后患者可独立行走，疼痛消失，可早期下床，活动功能良好，保留了下肢长度，近期随访效果满意。术前对瘤体区域解剖结构进行完整分析，设计手术切口及制定手术方案，以达到尽量减少术中出血、降低手术的危险性、提高肿瘤完整切除率、提高手术治疗的疗效和术后功能满意度的目的。

017　骨盆软骨肉瘤（Ⅲ区骨盆肿瘤）

病历摘要

患者，女性，53 岁。主因发现左股部内侧肿块 4 个月，来我院就诊。

[现病史]　2013 年 2 月发现左股部内侧约 4 cm × 5 cm 大小的肿块，于外院行 X 线检查示左坐骨支肿块。为求进一步治疗遂就诊于我院。

[辅助检查]　①术前 X 线示左坐骨支溶骨性破坏，病灶有钙化影，呈环状、弧状，软组织肿块形成（图 17-1）。②术前 CT 示左坐骨溶骨性骨质破坏，明显的软组织肿块，肿块内有钙化影（图 17-2）。③术前 MRI 示 T_2WI 呈显著不均匀高信号，脂肪抑制高信号（图 17-3）。④瘤区血管造影示轻度浓染，供瘤血管给予栓塞（图 17-4）。

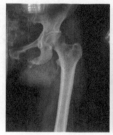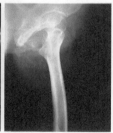

图 17-1　术前 X 线

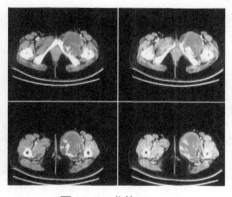

图 17-2　术前 CT

笔记

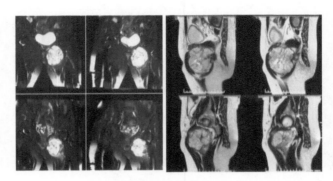

图 17-3 术前 MRI

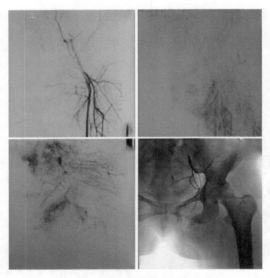

图 17-4 瘤区血管造影

[诊断] 2013 年 6 月 3 日行肿块穿刺活检术，病理检查诊断为左坐骨支软骨肉瘤。

[治疗] 2013 年 8 月 19 日于我院接受左坐骨支软骨肉瘤切除 + 取同侧髂骨植骨内固定术。术后复查 X 线示Ⅲ区肿瘤切除，同侧髂骨重建骨盆环的连续性（图 17-5）。

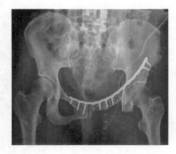

图 17-5 术后复查 X 线

病例分析

软骨肉瘤（chondrosarcoma，CHS）是发生于软骨细胞或成软骨结缔组织的原始间充质细胞或软骨基质胚胎残迹的骨恶性肿瘤，肿瘤细胞只形成软骨样组织。可由原位的良性肿瘤，如内生性软骨瘤或滑膜软骨瘤恶变而来。它是继骨肉瘤之后第二高发的骨恶性肿瘤，中青年多见。不同部位、组织学分型的软骨肉瘤恶性程度不一，诊疗方法也不一样。

软骨肉瘤发病率约占骨恶性肿瘤的20%，男性发病多于女性，40岁以后发病率逐渐增高，发病年龄在30～60岁，儿童较少见。分为原发性和继发性软骨肉瘤。2013年骨肿瘤新分类中，根据软骨肉瘤的恶性程度及细胞分化程度分为Ⅰ～Ⅲ级；按部位分为中央型和周围型；按病理组织学特点分为普通软骨肉瘤、透明细胞软骨肉瘤、间质细胞软骨肉瘤、去分化型软骨肉瘤和骨膜型软骨肉瘤，其中将骨膜型归入普通软骨肉瘤的亚型。有学者认为，黏液样软骨肉瘤系软骨来源的恶性肿瘤，但缺乏令人信服的软骨分化证据，世界卫生组织（Word Health Organization，WHO）骨与软组织肿瘤分类（2013）中将其归入了分化不确定型肿瘤。Rozeman等报道，软骨肉瘤中普通型占85%、去分化型占10%、间质型占2%、透明细胞型占1%。美国（Surveilance，Epidemiology，and End Result Program，SEER）数据库中，Giuffida等分析了1973年至2003年共2890例软骨肉瘤，5年生存率最高的是透明细胞型软骨肉瘤（100%），其次为普通软骨肉瘤（70%），去分化型软骨肉瘤最低。原发性软骨肉瘤一般发病缓慢，最常见的症状是局部间歇性疼痛，呈逐渐加重的趋势，夜间疼痛加剧提示恶性程度较高；而后出现逐渐增大的肿块，可有压痛，肿块周围可触及皮温升高，最多见于长管状骨，其中股骨尤甚，约占全部患者的1/4。继发性软骨肉瘤由良性软骨肿瘤恶变而来，多发生于骨盆，其次为肩胛骨及股骨，以出现肿块为首要表现，病程进展缓慢，疼痛多不明显，周围皮肤多无红热现象。软骨肉瘤如刺激、压迫神经则可引起相应支配区的放射性疼痛、麻木，若邻近关节处，可引起关节肿胀、活动受限等。软骨肉瘤主要是由性别、年龄、症状、体征、影像学资料结合病理检查来确诊，软骨肉瘤的治疗主要以外科手术为主。

　　患者为老年女性，肿块位于左坐骨支，病变范围距离髋臼较远，可以较完整保留髋关节。术中于耻骨上支和坐骨支截骨后，完整剥离肿块。于同侧髂嵴处取约4 cm长骨条，植入耻骨上支缺损处，钢板固定。

专家点评

　　骨盆软骨肉瘤体积较大，常侵及部分骨盆。Streitbürger等探讨了80例Ⅰ级软骨肉瘤切除方法，位于骨盆的Ⅰ级软骨肉瘤采用病灶内刮除，复发率达到100%。汤小东等分析91例普通软骨肉瘤患者术后复发情况发现，Ⅱ级软骨肉瘤患者复发时会恶化为Ⅲ级软骨肉瘤，部分向未分化型软骨肉瘤转变。汤小东等建议，为了提高患者生存率，无论软骨肉瘤病理级别高低，首次切除方式选择广泛性切除，可显著降低局部复发率。

　　对于肿瘤切除以后形成的骨缺损，多种重建方法可供选择。

重建原则为：①尽可能选择合适、简单的重建方式；②充分考虑患者的年龄、活动量以及肿瘤的性质来选择恰当的重建方式；③根据涉及不同区域的骨盆肿瘤的负重和几何形态，采用不同的重建方式。

　　本例患者为Ⅲ区软骨肉瘤，软骨肉瘤对放化疗均不敏感，手术切除是主要的治疗方法。Ⅲ区肿瘤切除后，骨盆前环缺损，不连续，是否重建目前仍有争议。骨盆前环结构对骨盆的稳定作用占 40%，当骨盆前环不完整时，后环传导的垂直负荷向后外侧再分布，因此前环不重建的患者骶髂关节处常常疼痛。为了减少骶髂关节处的疼痛和恢复骨盆环的完整性，我们常规取髂骨重建骨盆前环。

018 骨盆软骨肉瘤（Ⅱ区＋Ⅲ区肿瘤）

病历摘要

患者，男性，53 岁。主因左大腿根部肿块切除术后就诊于我院。

[现病史]　2016 年 10 月无明显诱因感觉左大腿根部疼痛，自行"贴膏药"，效果差。2016 年 11 月无意中发现左大腿根部出现肿块并增大至 5 cm × 5 cm 左右，质韧，边界不清，不可推动。2017 年 1 月 1 日在榆社县某医院接受手术切除部分肿块。

[辅助检查]　①术前 X 线示未见明显骨质破坏（图 18-1）。②术前 MRI 示闭孔处软组织肿块，侵及髋臼，T_1WI 为低信号，T_2WI 呈显著不均匀高信号，脂肪抑制高信号（图 18-2）。③术前 CT 示坐骨骨质破坏，明显软组织肿块形成（图 18-3）。

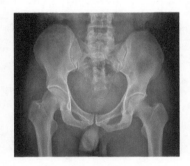

图 18-1　术前 X 线

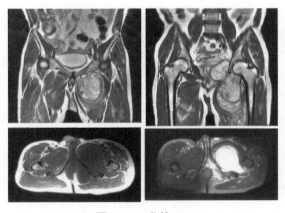

图 18-2　术前 MRI

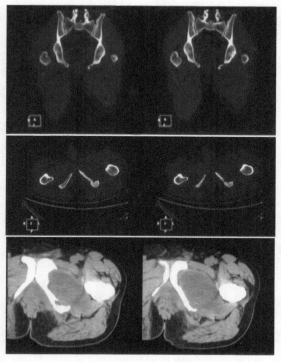

图 18-3 术前 CT

[诊断] 2017 年 1 月 5 日就诊于我院，穿刺取活检病理回报为左闭孔处软骨肉瘤。

[治疗] 病理检查后接受第 1 次化疗。2017 年 2 月 3 日入住我院接受第 2 次化疗。2017 年 3 月 14 日于我院接受左侧骨盆Ⅱ区＋Ⅲ区软骨肉瘤肿瘤切除、人工半骨盆假体重建术，术后 X线示Ⅱ区＋Ⅲ区肿块切除后、人工半骨盆假体置换术后（图18-4）。之后于我院接受 4 次术后化疗。

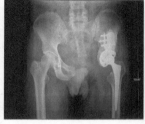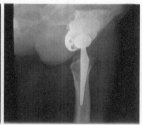

图 18-4 术后 X 线

病例分析

患者为中年男性，肿块位于闭孔处，并且侵犯至骨盆Ⅱ区，破坏髋臼，无法完整保留髋关节。术中将耻骨支和坐骨支以及髋臼顶截骨后，完整切除肿块，并于髂骨残余处安置底座、金属臼等假体。软骨肉瘤对放疗及化疗不敏感，本例患者采取化疗的原因：①患者在当地采取部分切除肿瘤的手术方法，破坏了肿瘤的包膜，污染了周围组织。②病理回报肿瘤细胞异型性大，分化程度差，所以采用化疗以降低肿瘤的复发和转移。

近期针对去分化软骨肉瘤的随访显示，其5年总体生存率仅为18%，发生于中轴骨、肿瘤最大径线大于8 cm、伴有肺转移者预后更差，如通过手术达到广泛的外科边界切除可提高生存率。针对间叶型软骨肉瘤的荟萃分析显示，5年、10年、20年生存率分别为55.0%、43.5%、15.7%，发生于30岁以上、病变位于中轴骨、非手术治疗、切缘阳性等因素与预后不良相关，化疗是否能够提高生存率仍存在争议，切缘阳性患者术后接受放疗可有效降低复发风险。中长期随访结果显示，软骨肉瘤的10年和30年的无病生存率均为72.8%。

大多数学者认为化疗对软骨肉瘤无效。如Staals等对24例手术和化疗联合治疗的去分化软骨肉瘤患者实行个体化方案，与单纯手术治疗患者比较，差异无统计学意义。但Morioka等用曲贝替定治疗黏液样软骨肉瘤和间质软骨肉瘤的研究结果显示，曲贝替定对于这两种软骨肉瘤有一定的疗效。同样的，目前国内外对软骨肉瘤的化疗研究较少，没有统一成熟的化疗方案。靶向治疗是当前肿瘤治疗的研究热点，包括① miRNA-497 靶向调控 CDC 25 A，负面调控软骨肉瘤细胞的生长和运动。② miR-181 A 能抑制肿瘤的血管生成、生长和转移。③脂联素能提高 VEGF-A 在人体软骨细胞中的表达，诱导人内皮细胞的迁移和血管形成，因此，脂联素成为靶向治疗的潜在靶点。目前软骨肉瘤的靶向治疗仍然处于基础研究及临床试验阶段。

专家点评

本例患者为软骨肉瘤，侵犯骨盆 Ⅱ 区 + Ⅲ 区，治疗方法以手术切除为主。髋臼周围肿瘤切除、人工半骨盆置换术是一个高难度手术。肿瘤彻底切除后，髋臼及同侧半骨盆骨质大范围缺失，术中缺乏骨性解剖参照物，人工髋臼方向难以精确定位，这样就容易出现人工髋臼外展及前倾角度偏差。另外，切除骨盆肿瘤时，髋关节囊及包括部分臀肌、髂肌在内的髋关节周围肌肉随肿瘤一并切除，导致髋关节周围肌肉肌力下降。在某些病例中，即使肌肉得以大部分保留，但臀上神经在术中可随肿瘤切除或因牵拉受到损伤，术后同样出现髋关节周围肌肉肌力不足，最终使得髋关节无法维持正常张力而脱位。以上两种因素综合在一起，可能是人工半骨盆置换术后髋关节脱位概率较高的原因。

为了预防半骨盆假体术后髋关节脱位，常采用以下办法。①髋关节假体旋转中心的精确重建，术中以骶髂关节为参考重建内外侧偏心距（offset），以骶岬为参考重建前后位的 offset，以耻骨联合为参考重建上下方的 offset，旋转中心的解剖重建有利于假体的稳定（图 18-5）。②髋关节假体采用超半径限制性假体，假体稳定，减少脱位。③软组织的重建，应用 Lars 韧带包绕假体，将股直肌、缝匠肌等软组织缝于 Lars 韧带，重建动力稳定。④卧床休息 6 周，假体周围形成软组织包壳，增强假体的稳定性。

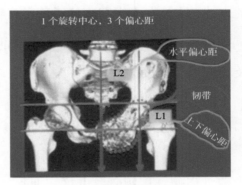

图 18-5　髋臼的旋转中心

019　髂骨纤维肉瘤（Ⅰ区骨盆肿瘤）

病历摘要

患者，男性，55 岁。主因发现左髂部肿块 2 个月于我院就诊。

[现病史]　2016 年 1 月发现左髂部逐渐出现一块状肿块伴左下肢针刺样疼痛。行走困难，无明显麻木感，夜间痛明显。就诊于某医院行盆腔 CT，提示左髂骨恶性肿瘤可能性大，建议转入上级医院进一步治疗。

[辅助检查]　①术前 CT 示骨质破坏及软组织肿块（图 19-1）。②术前 MRI 示左髂骨巨大肿块，T_1WI 为低信号或等低混杂信号，T_2WI 呈显著不均匀高信号，明显软组织肿块（图 19-2）。

[诊断]　2016 年 4 月 6 日于我院行左髂骨肿块切开取活检术，病理回报为纤维肉瘤。

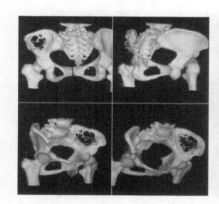
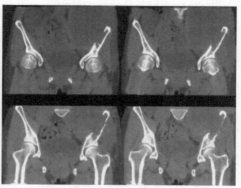

图 19-1　术前 CT

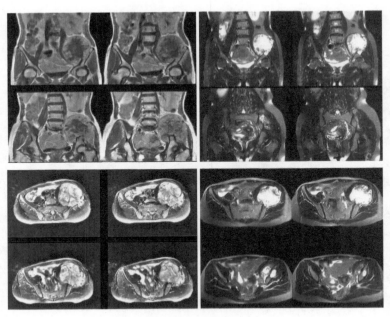

图 19-2　术前 MRI

[治疗]　之后于我院接受 2 次术前化疗。2016 年 10 月 13 日于我院接受左髂骨切除、椎弓根螺钉重建术，术后骨盆正位片示Ⅰ区骨盆肿块切除脊柱后路钉棒系统重建术后（图 19-3），术后病理（HE 染色）：纤维肉瘤，可见呈"人"字形排列的梭形细胞（图 19-4）。术后继续化疗 4 次。

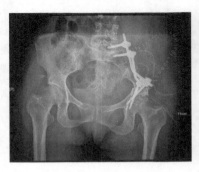

图 19-3　术后骨盆正位片

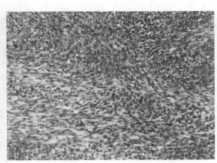

图 19-4　术后病理（HE 染色）

📋 **病例分析**

本例患者为老年男性，CT三维重建可见肿瘤侵蚀左侧髂骨，形成较大骨缺损，未累及髋关节。在接受2次术前化疗后，接受Ⅰ区骨盆肿块切除，使用脊柱后路钉棒系统重建骨盆环的连续性，术后重建效果良好。

纤维肉瘤是软组织常见的恶性肿瘤之一，人纤维肉瘤是常发生在四肢的软组织肿瘤。常用的治疗方法包括外科手术、化疗以及放疗。由于其瘤细胞呈梭形，易与其他软组织梭形细胞肿瘤混淆而引起误诊。多发生于青壮年，男性多于女性，肿块表面灼热，生长迅速，但亦有部分早期生长较缓慢，侵蚀骨组织时，X片可见虫蚀状溶骨表现。临床大多表现为膨大肿块，常伴疼痛和局部皮肤麻木，增大肿块在面部皮肤时，可清晰见到怒张血管和表面充血，发生于口腔及颌骨表面者，呈球形或分叶状，表现紫红色，常有溃烂、出血，侵入邻近组织可引起骨质破坏及牙松动脱落。

纤维肉瘤需与其他类型的恶性梭形细胞肿瘤，如恶性纤维组织细胞瘤、恶性神经鞘瘤、单相梭形细胞滑膜肉瘤、平滑肌肉瘤、梭形细胞横纹肌肉瘤等鉴别。确诊主要依靠病理检查。治疗以手术治疗为主，辅助放射治疗和化学治疗，如果有侵犯骨组织的还需要将受侵犯骨一同切除。

📋 **专家点评**

（1）治疗纤维肉瘤，因其恶性度高，故行新辅助化疗，随后行手术切除，再行辅助化疗。纤维肉瘤对放射治疗也敏感，放射

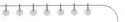
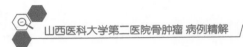
治疗对肿瘤切除范围不够或术中有肿瘤细胞污染的患者有帮助。

（2）纤维肉瘤诊断较为主观，已经变成了一个待排诊断。具有比较均匀一致的组织学特征，由呈"人"字形排列的梭形细胞组成。应当与多种肿瘤进行鉴别，需要在病灶中多处切取组织学标本。由于所有肉瘤均具有梭形细胞，因而单纯从组织学方面进行鉴别并无大的临床实用价值。与良性肿瘤或其他局部恶性肿瘤的鉴别则很必要。

（3）本例患者切除肿瘤后髂骨缺损较大，骶骨与髂骨之间的骨连接支架被破坏，因而选用椎弓根钉棒系统将下腰骶椎与耻坐骨相连，恢复骨盆环的稳定性。

（4）髂骨切除后的骨缺损，破坏了骨盆的完整性及连续性，既往采用两钉一棒重建，由于单棒的力学性能差，易断裂，近来多采用四钉两棒固定。

参考文献

1. ROZEMAN L B，HOGENDOORN P C，BOVEE J V．Diagnosis and prognosisof chondrosarcoma of Fletcher CDM．WHO Classification of tumours of soft tissue and bone．4th ed．Lyon：IARC Press，2013，46（2）：468．

2. ROZEMAN L B，HOGENDOORN P C，BOVEE J V．Diagnosis and prognosis of chondrosarcoma of bone. Expert Rev Mol Diagn，2002，2（5）：461-472．

3. GIUFFRIDA A Y，BURGUENO J E，KONIARIS L G，et al．Chondrosarcoma in the United States（1973 to 2003）：an analysis of 2890 cases from the SEER database．J Bone Joint Surg Am，2009，91（5）：1063-1072．

4. BORIANI S，DE I F，BANDIERA S，et al．Chondrosarcoma of the mobile spine：report on 22 cases．Spine（Phila Pa 1976），2000，25（7）：804-812．

5. YIN H，ZHOU W，MENG J，et al．Prognostic factors of patients with spinal chondrosarcoma：a retrospective analysis of 98 consecutive patients in a single center. Ann Surg Oncol，2014，21（11）：3572-3578．

6. INDELICATO D J, ROTONDO R L, BEGOSH-MAYNE D, et al. A prospective outcomes study of proton therapy for chordomas and chondro sarcomas of the spin. Int J Radiat Oncol Biol Phys, 2016, 95（1）: 297-303.

7. STAALS E L, BACCHINI P, BERTONI F. Dedifferentiated central chondrosarcoma. Cancer, 2006, 106（12）: 2682-2691.

8. MORIOKA H, TAKAHASHI S, ARAKI N, et al. Results of sub-analysis of a phase 2 study on trabectedin treatment for extraskeletal myxoid chondrosarcoma and mesenchymal chondrosarcoma. BMC Cancer, 2016, 16: 479.

9. LU Y, LI F, XU T, et al. miRNA-497 negatively regulates the growth and motility of chondrosarcoma cells by targeting Cdc25A. Oncol Res, 2016, 23（4）: 155-163.

10. SUN X, CHARBONNEAU C, WEI L, et al. miR-181a targets RGS16 to promote chondrosarcoma growth, Angiogenesis, and Metastasis. Mol Cancer Res, 2015, 13（9）: 1347-1357.

11. LEE H P, LIN C Y, SHIH J S, et al. Adiponectin promotes VEGF-A- dependent angiogenesis in human chondrosarcoma through PI3K, Akt, mTOR, and HIF-α pathway. Oncotarget, 2015, 6（34）: 36746-36761.

12. GELDERBLOM H, HOGENDOORN P C, DIJKSTRA S D, et al. The clinical approach towards chondrosarcoma. Oncologist, 2008, 13（3）: 320-329.

13. RIEDEL R F, LARRIER N, DODD L, et al. The clinical management of chondrosarcoma. Curr Treat Options Oncol, 2009, 10（1-2）: 94-106.

14. VERDEGAAL S H, BOVEE J V, PANSURIYA T C, et al. Incidence, predictive factors, and prognosis of chondrosarcoma in patients with Ollier disease and Maffucci syndrome: an international multicenter study of 161 patients. Oncologist, 2011, 16（12）: 1771-1779.

15. AHMED A R, TAN T S, UNNI K K, et al. Secondary chondrosarcoma in osteochondroma: report of 107 patients. Clin Orthop Relat Res, 2003（411）: 193-206.

16. BRUNS J, ELBRACHT M, NIGGEMEYER O. Chondrosarcoma of bone: an oncological and functional follow- up study. Ann Oncol, 2001, 12（6）: 859-864.

17. BERGH P, GUNTERBERG B, MEIS-KINDBLOM J M, et al. Prognostic factors and outcome of pelvic, sacral, and spinal chondrosarcomas: a center- based study of 69 cases. Cancer, 2001, 91（7）: 1201-1212.

笔记

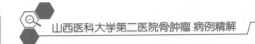
18. ENNEKING W F，DUNHAM W K. Resection and reconstruction for primary neoplasms involving the innominate bone. J Bone Joint Surg Am，1978，60（6）：731-746.

19. O'CONNOR M I，SIM F H. Salvage of the limb in the treatmentof malignant pelvic tumors. J Bone Joint Surg Am，1989，71（4）：481-494.

20. PRING M E，WEBER K L，UNNI K K，et al. Chondrosarcoma of the pelvis. A review of sixty- four cases. J Bone Joint Surg Am，2001，83（11）：1630-1642.

21. 牛晓辉. 恶性骨肿瘤外科治疗的术前计划及术后评估，中华外科杂志，2007，45（10）：699-701.

22. 张清，牛晓辉，蔡槱伯，等. 影响肢体骨肉瘤的综合治疗局部复发因素分析，中华外科杂志，2007，45（10）：1114-1117.

23. 蔡槱伯，牛晓辉，张清，等. 肢体原发成骨肉瘤综合治疗的远期结果，中华外科杂志，2000，38（5）：329-331.

24. 牛晓辉，徐海荣，张清. 骨肉瘤的综合治疗，中国骨肿瘤骨病，2008，7（1）：36-39.

25. BERGH P，GUNTERBERG B，MEIS-KINDBLOM J M，et al. Prognostic factors and outcome of pelvic，sacral，and spinal chondrosarcomas：a center- based study of 69 cases. Cancer，2001，91（7）：1201-1212.

26. HSIEH P C，XU R，SCIUBBA D M，et al. Long-term clinical outcomes following en bloc resections for sacral chordomas and chondrosarcomas：a series of twenty consecutive patients. Spine（Phila Pa 1976），2009，34（20）：2233-2239.

27. EWING J. Diffuse endothelioma of bone. Proc New York Path，1921，21：17-24.

28. LI T，ZHANG F，CAO Y，et al. Primary Ewing's sarcoma/primitive neuroectodermal tumor of the ileum：case report of a 16-year-old Chinese female and literature review. Diagn Pathol，2017，12（1）：37.

29. LIAO Y S，CHIANG I H，GAO H W. A mesenteric primary peripheral Ewing's sarcoma/primitive neuroectodermal tumor with molecular cytogenetic analysis：report of a rare case and review of literature. Indian J Pathol Mierobiol，2018，61（2）：248-251.

30. DRAMIS A，GRIMER R J，MALIZOS K，et al. Non-metastatic pelvic Ewing's sarcoma：oncologic outcomes and evaluation of prognostic factors. Acta Orthop Belg，2016，82（2）：216-221.

31. TENNETI P, ZAHID U, IFTIKHAR A, et al. Role of high-dose chemotherapy and autologous hematopoietic cell transplantation for children and young adults with relapsed Ewing's sarcoma: a systematic review. Sarcoma, 2018, 2018: 264-274.

32. OZAKI T, HILLMANN A, HOFFMANN C, et al. Significance of surgical margin on the prognosis of patients with Ewing's sarcoma: a report from the cooperative Ewing's sarcoma study. Cancer, 1996, 78 (4): 892-900.

33. SLUGA M, WINDHAGER R, LANG S, et al. The role of surgery and resection margins in the treatment of Ewing's sarcoma. Clin Orthop Relat Res, 2001 (392): 394-399.

34. DONALDSON S S. Ewing sarcoma: radiation dose and target volume. Pediatr blood cancer, 2004, 42 (5): 471-476.

35. RODRIGUEZ-GALINDO C, NAVID F, LIU T, et al. Prognostic factors for local and distant control in Ewing sarcoma family of tumors. Ann Oncol, 2008, 19 (4): 814-820.

36. DUBOIS S G, KRAILO M D, GEBHARDT M C, et al. Comparative evaluation of local control strategies in localized Ewing sarcoma of bone: a report from the Children's Oncology Group. Cancer, 2015, 121 (3): 467-475.

37. CANTER R J. Chemotherapy: does neoadjuvant or adjuvant therapy improve outcomes? Surg Oncol Clin N Am, 2016, 25 (4): 861-872.

38. ENNEKING W F, DUNHAM W K. Resection and reconstruction for primary neoplasms involving the innominate bone. Bone Joint Surg Am, 1978, 60 (6): 731-746.

39. 严广斌, 余楠生. 骨盆恶性肿瘤生存率分析. 国际骨科学杂志, 2005, 26 (3): 136-144.

40. WOLF R E. Sarcoma and metastatic carcinoma. J Surg Oncol, 2000, 73 (1): 39-46.

41. EBRAHEIM N A, BIYANI A. Percutaneous computed tomographic stabilization of the pathologic sacroiliac joint. Clin Orthop Relat Res, 2003, 408: 252-255.

42. 张伟滨, 沈宇辉. 骨盆肿瘤切除重建术. 国外医学: 骨科学分册, 2005, 26 (3): 133-135.

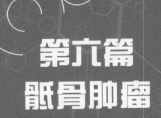

第六篇
骶骨肿瘤

020　骶尾部脊索瘤

病历摘要

患者，男性，61岁。主因骶尾部疼痛1年余入院。

[现病史]　患者于2015年5月从1米高处摔下，骶尾部受伤，致骶尾部疼痛，就诊于当地医院，行X线检查未见明显异常，未予特殊治疗。随后患者感觉从事体力劳动时骶尾部疼痛加重，休息后症状缓解。期间曾给予理疗等对症治疗，疼痛持续存在。患者于2016年12月就诊于当地医院行MRI示骶骨肿块。患者自患病以来，精神食欲尚可，疼痛严重时影响睡眠，大小便正常，体重未见明显变化。

[既往史]　高血压病史9年，平时口服吲达帕胺，血压控制可。否认心脏病、糖尿病病史，否认肝炎、结核等传染病史，否认药物、食物过敏史。

[入院查体]　一般情况可，生命体征平稳，全身皮肤黏膜未见黄染，全身浅表淋巴结未触及肿大。患者自入病房，脊柱生理弯曲存在，各棘突未触及压痛及叩击痛，骶尾部无皮肤隆起，表面皮肤完整，无发红，表面皮温正常，压痛及叩击痛（+），会阴区感觉正常，四肢肌力及感觉未见异常，各生理反射存在，病理反射未引出。

[辅助检查]　术前检查（图20-1～图20-10），骶尾骨CT示S_3、S_4可见片状骨质破坏，形态不规则，密度不均匀，未见明显骨膜反应，周围可见软组织肿块形成，未见明显的钙化、坏死。MRI示S_3、S_4形态、信号异常，T_1WI呈低信号，T_2WI呈混杂高信号，脂肪抑制序列呈高信号，边界不清楚，考虑脊索瘤。

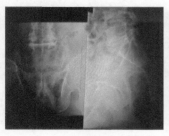

图20-1　S_3、S_4骨质密度改变

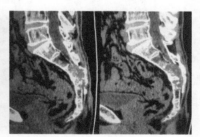

图20-2　S_3、S_4可见片状骨质破坏，形态不规则，密度不均匀，未见明显骨膜反应

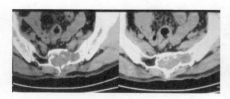

图20-3　骶骨溶骨样破坏，形态不规则，未见软组织肿块

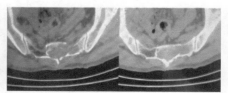

图20-4　骨质溶骨样破坏，形态不规则，密度不均匀

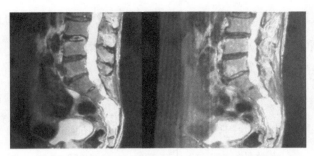

图 20-5　脂肪抑制序列呈高信号，边界不清楚

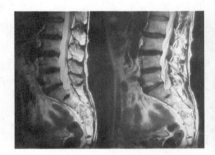

图 20-6　T₂WI 呈混杂高信号

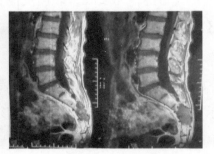

图 20-7　T₁WI 呈低信号

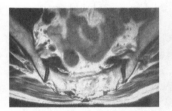

图 20-8　T₂ 呈混杂高信号

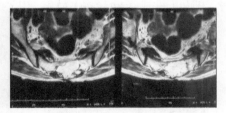

图 20-9　T₂ 呈高信号

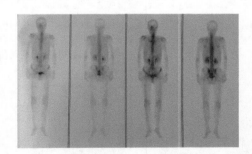

图 20-10　全身骨扫描示左侧骶髂关节、骶骨骨质代谢异常活跃

[治疗]　于全麻下行骶骨肿瘤切除、椎弓根钉重建术，手术约3小时，术中出血1500 mL，输浓红细胞4 U，血浆400 mL，术后切开瘤体可见灰白色、质软的瘤体。术中情况见图20-11～图20-13，术后检查见图20-14～图20-15，病检符合脊索瘤伴出血坏死，侵及周围横纹肌组织。术后患者病情平稳，7天后出院。

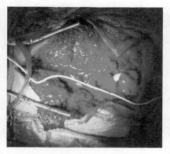

图 20-11　术中情况

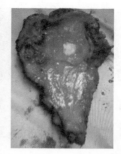

图 20-12　术中切除的肿块

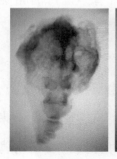

图 20-13　术中肿块透视

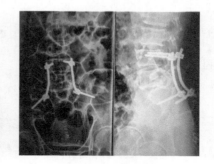

图 20-14　术后 X 线

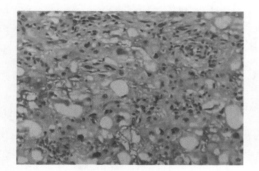

图20-15　镜下瘤组织呈分叶状结构，可见纤维间隔，大部分区域呈黏液或软骨黏液样基质，瘤细胞大空泡状，核圆，轻-中度异型性，结合免疫组化结果，符合脊索瘤伴出血坏死，侵及周围横纹肌组织，骶骨左侧断端骨小梁间可见瘤组织（HE，×200）

病例分析

脊索瘤（chordoma）是一种起源于脊索组织的低度恶性肿瘤，多发于中轴骨，常见于骶骨、颅底及脊柱，有经典型、软骨型和去分化型。目前对脊索瘤发生机制的认识尚有限。骶尾部脊索瘤发病高峰年龄为 40 ～ 70 岁，而蝶、枕骨脊索瘤的发病高峰年龄为 30 ～ 60 岁。多数病例显示明显的男性高发倾向（男、女之比为 3 ∶ 1），特别是骶尾骨脊索瘤。其主要表现是疼痛、肿块及骶神经压迫症状，肿瘤的发病部位不同，症状和体征也不相同。由于多数脊索瘤生长缓慢，患者经常在确诊前已出现症状 1 年以上。蝶枕骨部位的肿瘤患者可主诉头痛或出现与脑神经受压有关的症状。在脊柱可出现神经根或脊髓压迫症状。如果颈椎肿瘤形成椎体前侧的肿块，症状类似咽后脓肿。骶尾骨脊索瘤患者常见的主诉是背痛。骶骨肿瘤也常引起大小便功能障碍和坐骨神经痛。直肠指诊常可触及肿块。

X 线片上脊索瘤表现为破坏性病变，呈浸润生长，穿透骨皮质，病变边界不清，周围缺少硬化缘，病变有膨胀，事实上本病常来源于中线。骶尾部肿瘤由于肠气遮挡，在最初的 X 线检查中常常漏诊。骶骨肿瘤通常在侧位 X 线片上更易发现。同样，骨扫描时由于膀胱内放射性核素浓聚，可掩盖骶骨的肿瘤。50% 以上的脊索瘤，在 X 线片上可显示钙化影。X 线片的价值主要在于发现病变，对定性诊断价值不大。CT 对检查钙化较好（可能有助于诊断）。CT 扫描表现为位于骶尾部溶骨性或膨胀性骨质破坏，少数可见反应性骨硬化，骨破坏区被软组织肿块代替，肿块与正常骨分界不清，病灶内可见破坏残存的骨碎片及斑片状钙化灶，对显示小的骨质破坏及钙化较 MRI 敏感。MRI 可更好地确定肿瘤的全部范围及其与其他解剖结构的关系。在检查背痛的脊索瘤患者时，一个常见的失误是只做了腰椎的 MRI，由于多数脊索瘤来自 S_3 以下椎体，腰椎 MRI 通常会遗漏骶尾部的脊索瘤。MRI 是术前诊断和术后评价脊索瘤的最佳影像检查手段，能准确显示肿瘤的部位、范围及对周围结构的侵犯情况，由于瘤内有时可有出血、囊变、钙化及骨组织，因此脊索瘤 MRI 上多表现为不均匀信号，在 T_1WI 主要表现为等或略低信号，其内可见斑点状高信号，系陈旧性出血或含高蛋白的黏液所致，在 T_2WI 上脊索瘤多呈显著高信号。在 T_2WI 上肿瘤内部有时可见散在的低信号，提示为死骨，钙化或纤维间隔。静脉注入对比剂后，增强扫描肿瘤呈中等程度异常对比增强，形态不规则，有时可见显著不均质"蜂房样""颗粒样"强化。脊索瘤的影像学特征与肿瘤细胞和瘤间黏液有关，信号强度与黏液含量、瘤细胞密度及细胞质发育程度有关。

鉴别诊断主要有骨巨细胞瘤、神经源性肿瘤、骨转移瘤、软骨肉瘤等。骨巨细胞瘤：好发于青壮年，多位于骶髂关节面下方，一般呈膨胀性、偏心性破坏，常见皂泡征，无明显钙化。CT 扫描见膨胀性骨质破坏，MRI 扫描 T_1WI 呈中低信号、T_2WI 呈高信号，有时见液-液平面，血供较丰富。骶骨神经源性肿瘤：主要发生于椎管内外神经根，包括神经鞘瘤、神经纤维瘤、神经节细胞瘤、神经母细胞瘤、原始神经外胚层瘤等，以前两者最为常见。病灶多通过骶孔与骶管相通，多为偏心性轻度膨胀的囊状透亮区，有硬化缘，一般不钙化，以良性居多，部分恶变者不易鉴别。典型者呈哑铃征，偏心性囊状透亮影及骶孔扩大为其特征性表现。骨转移瘤：常多发，有明确原发肿瘤史，患者多年龄较大，症状明显，疼痛剧烈。虽有溶骨性破坏及软组织肿块，但边界不清、形态不整，常呈虫蚀状、筛孔状、融冰状，骨破坏区无膨胀感、包膜、硬化边及钙化点等。软骨肉瘤：具有大量新生骨和钙化性软骨的巨大肿块，呈扇贝分叶状，附近骨质通常有不同程度骨浸润和破坏，很少有清楚的硬化性边缘。MRI 扫描 T_2WI 显著高信号内存在弓环状钙化低信号为其特异性。

目前脊索瘤提倡采取综合治疗，广泛手术切除与放疗是首次治疗的主要手段，对于切缘阳性或较大的侵袭性肿瘤，放疗尤为重要。而对于颅底肿瘤，手术切除后应予 MRI 检查随诊，以评估手术切除范围是否足够，如有必要予以术后放疗或再次手术。对于局灶复发病例，予以手术切除、放疗及全身治疗等综合治疗，如为转移复发病例，则予全身支持治疗。脊索瘤较易复发，可能与发病部位隐匿、全切除难度较大有关，是否全切已成为公认影响脊索瘤复发的最重要因素，国内有分析显示该病 2 年及 5 年复发率分别为 37.3% 和 67.1%。

初次治疗选择广泛切除术，即使手术会造成一定的神经功能障碍，因为肿瘤的持续增长无论如何也会产生神经障碍并可能转移。手术保留双侧 S_3 神经根可以保留相对正常的肠道和膀胱功能，而手术超过此平面，可损失肠道和膀胱功能。如不能行广泛切除术或术中发生肿瘤污染，放疗可能是有益的选择。放疗也有益于无法手术的患者，尽管很少能获得治愈。化疗目前尚没有被证明是有效的。同样，已有远处转移的患者应采用外科手术治疗。

脊索瘤患者 5 年总生存率为 60% ～ 80%。由于晚期复发，随着随访时间延长，生存率持续下降（10 年生存率为 25% ～ 40%）。局部复发较常见，因为很难达到广泛切除。已报道男性和就诊时年龄较小的患者预后较好。骶骨肿瘤发病部位越远，预后越好。最初就诊时，转移很少发生（5%），但晚期常见，为 30% ～ 60%。除肺转移外，骨转移较常见，皮肤、眼睑、脑、肝和其他内部器官转移罕见。

专家点评

本例患者有外伤史，表现为骶尾部疼痛，病史长（1 年余），骶尾骨 CT 示：S_3、S_4 可见溶骨性骨质破坏，形态不规则，密度不均匀，未见明显骨膜反应，周围可见软组织肿块形成，未见明显的钙化、坏死。MRI 示：S_3、S_4 形态、信号异常，T_1WI 呈低信号，T_2WI 呈混杂高信号，脂肪抑制序列呈高信号，边界不清楚，考虑脊索瘤。脊索瘤患者男女比例为 3 : 1，男性明显多见，手术平均年龄为 55.7 岁，肿瘤多先累及下位骶骨（S_3 及以下），长大后逐渐累及上位骶骨（S_1 ～ S_2）。骶骨脊索瘤进展缓慢，临床表现为骶尾部疼痛，有时放射至臀部。多数患者伴有单侧或双侧坐骨神经支配区疼痛及麻木，少数患者以骶尾部肿块为首发表现，临床上容易误诊为腰椎间盘突出症或腰肌劳损等常见病。影像学上，由于肠气干扰，X 线平片诊断存在一定困难。通过 CT 或 MRI 可以较容易诊断此病。因此，对有上述临床表现的患者，要注意排除骶骨病变的可能。

（1）骶骨脊索瘤发病隐匿，症状不明显，发现时瘤体往往巨大，且对放化疗敏感者不多，大部分均需要手术切除。但是骶骨解剖位置复杂，毗邻重要的血管、腹腔脏器和骶神经，这使手术切除范围受到很大的限制。而且骶骨是和腰椎相连的骨骼，起到传导应力的作用，同时骶骨也是骨盆环的重要组成部分，这使切除后面临重建脊柱－骨盆环稳定性的问题。这些都使骶骨肿瘤的外科手术面临巨大的挑战。

骶骨部分切除术适用于低位、病损局限的肿瘤；骶骨大部分切除术适用于 S_2、S_3 以下肿瘤；骶骨次全切除术适用于侵犯 S_1 或 S_2 的肿瘤，保留一侧部分骶岬以利于骨盆稳定；骶骨全切术适用于病变累及整个骶骨的恶性肿瘤。多数学者认为病灶位于 S_3 节段以下的患者，后方入路效果满意，而对于病灶累及骶椎节段较高的患者，为充分暴露病灶，应考虑前后联合入路。

骶骨血供丰富，主要来自双侧髂内动脉和骶后正中动脉，其间有广泛吻合支并与臀上动脉吻合，其伴行静脉形成静脉丛；且肿瘤距离大血管近，血供丰富，损伤后出血速度较快，如术中不能很好地控制出血，可导致手术野不清晰、损伤周围组织、肿瘤切除不干净、出血性休克等严重后果，因此术中出血的控制非常重要。

肿瘤合并骶神经一起切除后所产生的严重后果是行走困难和大小便障碍。骶神经与腰骶干共同构成骶神经丛，支配盆腔脏器和双下肢。胫神经和腓总神经由 S_2、S_3 神经构成，膀胱和肛门括约肌由 $S_2 \sim S_4$ 神经支配。因此，这些神经的保护至关重要，一般来说，双侧 S_1 神经的保留能使患者有正常的步态，但丧失肠道和所有括约肌功能；保留双侧 S_2 神经，40% 患者有正常的直肠括约肌功能，25% 患者有正常的膀胱功能；保留双侧 S_1、S_2 和单侧 S_3，上述功能分别是 67% 和 60%；保留双侧 S_1 ～ S_3 神经，87% 患者有正常的直肠括约肌功能，89% 患者有正常的膀胱功能。

由于骶骨肿瘤往往巨大，切除时需要广泛剥离，导致肿瘤周围组织血供严重破坏；而且肿瘤切除后残留巨大的空腔，无肌肉覆盖，导致术后容易出现伤口不愈合、延迟愈合及深部软组织感染。肿瘤和周围组织粘连较重时，分离困难，易造成腹腔脏器如小肠、膀胱及直肠的损伤。硬脑膜终止于 S_2 水平，高位骶骨肿瘤手术时需行硬脑膜结扎术，若处理不好将导致脑脊液漏。远期并发症主要为骶神经切除后造成的行动不便和大小便功能障碍，而内固定松动及断裂也是严重的远期并发症之一，一旦发生需行二次手术。此外，肿瘤局部复发也需再次手术。

（2）本例患者肿瘤位于 S_3 ～ S_4，手术入路选择后路，自 S_3 水平以下离断骶骨，离断双侧 S_3 以下神经根，结扎硬脊膜，于 S_4 两侧及离断髂骨缘的两侧各拧入 2 枚椎弓根螺钉。术中肿瘤完整切除，术后病检示：符合脊索瘤伴出血坏死，侵及周围横纹肌组织。

（3）脊索瘤是一种缓慢生长的肿瘤，若手术切除不彻底，极易导致局部复发。因而初次手术彻底切除至关重要。总之，无论怎样改进手术方式及内固定方式，均需朝减少患者的创伤和提高手术的成功率方向努力。随着新材料的发展、手术技术的提高以及对骶骨脊索瘤特性的深入了解，骶骨脊索瘤的手术根治治疗会越来越成功。

021　骶骨软骨肉瘤

病历摘要

患者，女性，54岁。主因骶尾部疼痛4个月于2019年4月8日入院。

[现病史]　患者于4个月前腰骶部疼痛，活动受限，就诊于当地医院，行X线检查，骨质未见异常。其后疼痛越来越重，再次就诊于山西某医院，行MRI检查发现骶骨肿瘤，为进一步诊治就诊于我科。患者发病以来，精神、食欲可，大小便正常。

[既往史]　2014年行宫颈癌手术。

[入院查体]　脊柱生理弯曲存在，骶尾部叩击痛（＋），活动正常，双下肢运动、感觉均正常。

[辅助检查]　①术前X线示左侧骶骨溶骨性破坏（图21-1）。②术前CT示$S_2 \sim S_4$骨质破坏，软组织肿块形成（图21-2）。

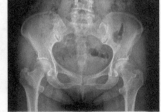

图 21-1　术前 X 线

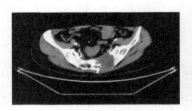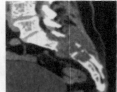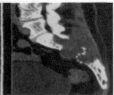

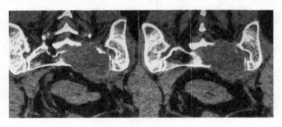

图 21-2　术前 CT

③术前CT三维重建示左侧骶骨骨质破坏（图21-3）。④术前MRI可见左侧骶骨病变，脂肪抑制呈高信号，最高侵及S_1（图21-4）。

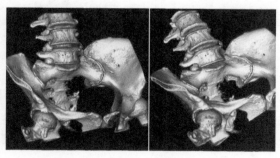

图21-3　CT三维重建

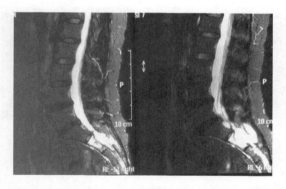
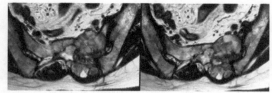

图21-4　术前MRI

　　[诊断]　完善影像学及实验室检查后，行骶尾部穿刺活检术，病理回报证实为软骨肉瘤。

　　[治疗]　积极术前准备后，全麻下行骶骨软骨肉瘤半侧骶骨切除、腰髂椎弓根钉棒重建术。术中切除的大体标本并行X线检

查（图21-5）。复查 X 线示左侧骶骨肿瘤切除椎弓根钉棒重建术后（图21-6）。

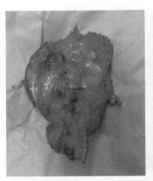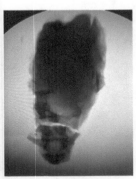

图 21-5　术中大体标本及其 X 线

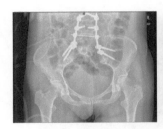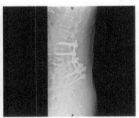

图 21-6　术后复查 X 线

病例分析

　　软骨肉瘤是最常见的骨的原发恶性肿瘤之一，约占全部骨的原发恶性肿瘤的25%，病理学特征为肿瘤细胞产生透明软骨成分。软骨肉瘤恶性程度相对较低，生长较缓慢，但低级别病变亦存在去分化成为其他高度恶性肉瘤的可能，常见的去分化类型包括纤维肉瘤、骨肉瘤等。骶骨并非软骨肉瘤的好发部位，位于骶骨的软骨肉瘤约占全部软骨肉瘤的 5% 左右，但在所有骶骨原发肿瘤中，软骨肉瘤是常见的病理类型之一。骶骨软骨肉瘤多累及上位骶骨，骶骨肿瘤发病率低，相对较少，原发肿瘤多为低度恶性肿瘤，远处转移少见，局部复发常见。常见肿瘤为骨巨细胞瘤、脊索瘤、神经源性肿瘤及软骨肉瘤。骨巨细胞瘤常见于 20 ～ 40 岁的年轻患者，多位于 S_1 ～ S_2，偏心性生长，溶骨性破坏；脊索瘤多见于老年患者，病灶多位于骶尾骨远端，溶骨性破坏，中心性生长，可形成巨大的软组织肿块；神经源性肿瘤的特点为病灶位于骶骨内外呈哑铃形，骶孔增大；软骨肉瘤常见于成人，病灶溶骨性破坏，可见点状、环状钙化。骶骨肿瘤一般分为高位骶骨肿瘤和低位骶骨肿瘤，高位骶骨肿瘤指侵及 S_1 ～ S_2 肿瘤，由于涉及骶髂关节，故切除困难。低位骶骨肿瘤指 S_3 以下肿瘤，位于骶髂关节远端，故相对于高位骶骨肿瘤其切除相对容易。但是由于骶骨肿瘤早期症状隐匿，不容易发现，待确诊时肿瘤体积往往很大，又由于骶骨前毗邻直肠、膀胱子宫等内脏器官，以及盆腔血管神经及骶神经，治疗较为困难。

本例患者为骶骨软骨肉瘤，骶部疼痛严重，保守治疗不缓解，并且软骨肉瘤对放疗、化疗均不敏感，手术治疗是较好的方法。

专家点评

本例患者病灶位于 S_1 ～ S_4，既往多采用全骶骨切除术，术后并发症多，大小便功能完全丧失，下肢行动不便，患者痛苦较大。仔细分析患者的影像资料，病变主要位于骶骨的左侧，可以采用半侧骶骨切除术。该手术的优点是保留一侧的骶神经，大小便功能基本不受影响，但手术操作复杂，治疗困难。术中首先暴露远处骶骨，将远侧正常的骶尾骨切除，这样可以很容易地将骶骨前

的直肠钝性分离至 S_1 前侧，湿纱布填入以保护前侧的脏器血管，再从后侧将半侧骶骨切除。

骶骨肿瘤切除后，切口感染发生率较高，郭卫等报道 119 例骶骨肿瘤患者术后切口感染并发症发生率为 19.3%，一般认为切口感染与以下因素相关。①骶骨部位软组织覆盖差，骶骨后侧仅皮肤覆盖，肌肉少，抗感染能力差。②骶骨肿瘤往往较大，切除后形成较大空腔，易于积血积液，有利于细菌繁殖。③骶骨部位与肛门会阴较近，易于污染。④骶骨恶性肿瘤的患者经过放疗或化疗，免疫功能低下，抗感染能力低下。

不同的手术方式对骶骨软骨肉瘤患者预后的影响是十分显著的。许多研究者对骶骨恶性肿瘤的手术方式选择进行了研究，其结论均为整块切除能够有效改善患者的预后，在 Bergh 等对包括骨盆、脊柱、骶骨部位的 69 例软骨肉瘤患者进行的临床研究中，整块切除亦能更好地改善患者的预后。但由于各研究中骶骨软骨肉瘤病例数量极少，无法对不同手术方式对骶骨软骨肉瘤患者预后的影响进行有效评估。

参考文献

1.　ANDREOU D，RUPPIN S，FEHLBERG S，et a1. Survival and prognostic factors in chondrosarcoma：results in 115 patients with long-term follow-up. Acta Orthop，2011，82（6）：749-755.

2.　GIUFFRIDA A Y，BURGUENO J E，KONIARIS L G，et a1. Chondrosarcoma in the United States（1973 to 2003）：an analysis of 2890 cases from the SEER database. J Bone Joint Surg Am，2009，91（5）：1063-1072.

3.　STUCKEY R M，MARCO R A. Chondrosarcoma of the mobile spine and sacrum. Sarcoma，2011，2011：274-281.

4.　SCIUBBA D M，PETTEYS R J，GARCES-AMBROSSI G L，et a1. Diagnosis and management of sacral tumors. J Neurosurg Spine，2009，10（3）：244-256.

5.　郭卫，汤小东，杨毅，等 . 骶骨肿瘤的分区与手术方法探讨 . 中国脊柱脊髓杂志，2007，17（8）：605-610.

6.　SCHOENFELD A J，HOMICEK F J，PEDLOW F X，et a1. Chondrosarcoma of the mobile spine：a review of 21 cases treated at a single center. Spine，2012，37（2）：119-126.

7.　郭卫，徐万鹏，杨荣利，等 . 骶骨肿瘤的手术治疗 . 中华外科杂志，2003，41（11）：827-831.

8.　HSIEH P C，XU R，SCIUBBA D M，et a1. Long-term clinical outcomes following en bloc resections for sacral chordomas and chondrosarcomas：a series of twenty consecutive patients. Spine（Phila Pa 1976），2009，34（20）：2233-2239.

9.　PURI A，AGARWAL M G，SHAH M，et a1. Decision making in primary sacral tumors. Spine J，2009，9（5）：396-403.

10.　BERGH P，GUNTERBERG B，MEIS-KINDBLOM J M，et a1. Prognostic factors and outcome of pelvic，sacral，and spinal chondrosarcomas：a center-based study of 69 cases. Cancer，2001，91（7）：1201-1212.

11.　DEWAELE B，MAGGIANI F，FLORIS G，et a1. Frequent activation of EGFR in advanced chordomas. Clin Sarcoma Res，2011，1（1）：4.

12.　NELSON A C，PILLAY N，HENDERSON S，et a1. An integrated functional genomics approach identifies the regulatory network directed by brachyury（T）in chordoma. J Pathol，2012，228（3）：274-285.

13.　方汉贞，胡美玉，潘碧涛，等 . 骶尾椎脊索瘤 MRI 征象与临床病理特征分析 . 磁共振成像，2017，8（11）：848-852.

14.　张立华，袁慧书 . 颅颈交界区及可动脊柱脊索瘤的影像表现分析 . 中华临床医学影像杂志，2018，29（1）：4-7.

15.　李中振，郭芳，王焕宇 . 颅内 67 例脊索瘤临床治疗的回顾性分析 . 岭南现代临床外科，2017，17（5）：587-589.

第七篇
脊柱肿瘤

022　胸椎淋巴瘤

病历摘要

患者，男性，60岁。主因胸背部疼痛来我院就诊。

[辅助检查]　行相关影像学检查（图 22-1）提示 T_7 占位，考虑胸椎肿瘤，Tomita 分型 5 型，术前 VAS 评分 9 分，ASIA 分级 B 级。

[诊断]　行穿刺活检病理检查回报证实弥漫大 B 细胞淋巴瘤。

[治疗]　行一期后路全脊椎整块切除术（total en-bloc spondylectomy，TES），术中切除标本显示病椎获得两部分整块切除（图 22-2）。术后 X 线图像显示内固定牢固（图 22-3）。术后 VAS 评分 2 分，ASIA 分级 C 级。

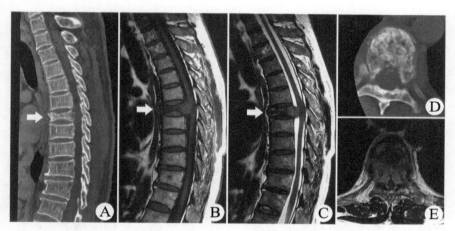

图 22-1　患者术前 CT（A、D）及 MRI（B、C、E）。白色箭头所指为肿瘤部位（T7），
肿瘤部分侵犯椎旁组织，但未见明显血管受累，Tomita 分型 5 型

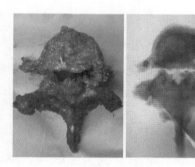

图 22-2　TES 术后

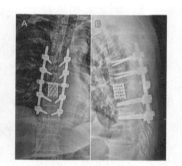

图 22-3　术后 X 线

病例分析

　　原发性脊柱肿瘤的发病率占全身骨肿瘤的 4.6% ～ 8.8%，在
中老年人群中多为恶性肿瘤。近年来，包括转移瘤在内的各种脊
柱恶性肿瘤的整体发病率呈增高趋势。因脊椎解剖结构复杂，且
毗邻重要的神经和血管组织，长期以来广泛应用于四肢肿瘤的整
块切除技术难以适用于脊柱肿瘤的治疗，而多以囊内刮除或分块
切除为主。

Tomita 等于 1997 年报告经后路一期 TES 治疗脊柱肿瘤取得了良好效果并得到广泛认可，该术式通过使用特制线锯"T-saw"及相关器械截断病椎椎弓根及椎间盘，从而实现病椎椎体及附件的整块切除，使脊柱肿瘤的手术治疗有了革命性的进步。

Tomita 依据脊椎的解剖特点和肿瘤的侵袭过程发展了新的脊柱肿瘤分型方法，共三类七型。第一类间室内：1 型，肿瘤局限于椎体内；2 型，肿瘤侵犯至椎弓根；3 型，肿瘤生长于椎体、椎弓根及椎板内。第二类间室外：4 型，肿瘤进一步侵入椎管；5 型，肿瘤侵入椎旁组织；6 型，肿瘤扩散至相邻椎体。第三类多发型：7 型，肿瘤在多个椎体扩散生长。

依据不同的肿瘤分型及病椎位置，Tomita 推荐使用以下三种主要术式：①一期后路术式：适用于病椎位于 L_4 以上，分型为 1 型到 4 型，以及部分肿瘤未侵犯血管的 5 型和 6 型；②前 – 后联合入路：适用于肿瘤已侵犯大血管或节段动脉的 5 型和 6 型，需要先行前路分离肿瘤，再行后路 TES；③后 – 前 – 后联合入路：适用于病椎位于下腰椎，由于受到髂骨翼及腰骶神经丛的影响，需要先行后路椎板切除固定，再行前路椎体切除，最后后路适度调整加压固定。

本例病例为 T_7 Tomita 5 型肿瘤，术前影像学检查未见明显大血管受累表现，因此决定采用一期后路 TES 术式。

专家点评

对于原发恶性或侵袭性脊柱肿瘤，边界外切除乃至广泛性切除一直都是脊柱肿瘤外科追求的目标，但脊椎解剖结构复杂且环绕脊髓，不可能做到全脊椎完整切除。Boriani 通过前后入路的不同联合术式基本可以实现病灶的整块边界外切除，但其术式较为复杂。Tomita 的一期后路 TES 术式则较为简捷，其利用线锯将椎弓根和椎间盘截断，椎弓根作为椎体结构中最为狭窄的部位是离断的理想部位，在此处截骨可以做到截骨面最小，造成肿瘤污染的可能性最低，对于部分局限于椎体或椎板内的病灶则可以实现边界外切除。

尽量做到边缘性乃至广泛性切除是降低术后复发率的关键，一期后路 TES 术式对病椎相邻椎间盘的截断即为一种间室外的广泛性切除。但对于 Tomita 2 型以上的病例，病灶已侵犯椎弓根，椎弓根截断则为一种经瘤操作，不可避免地会发生肿瘤细胞的污染。已有研究证实使用线锯进行病灶内切割时，留存于线锯上的多数为肿瘤细胞的碎片，其再生能力大大减弱，很大程度上可以降低污染程度，降低复发风险。Tomita 报道了一组 97 例的病例研究，其中仅有 5 例出现了局部复发。因此就目前的研究及临床疗效，线锯是一种可以最大限度降低肿瘤细胞污染的切割工具。本病例术中椎弓根截断后采用骨蜡封闭断端并辅以蒸馏水冲洗术野，以减少肿瘤细胞污染。

023　胸椎肺癌骨转移

病历摘要

患者，女性，50岁。主因胸背部疼痛就诊于我科。

[现病史]　诊断右肺腺癌，行规律靶向药物治疗1年，原发病灶控制良好。

[辅助检查]　相关影像学检查（图23-1）提示 T_5 占位，考虑 T_5 肺癌骨转移，Tomita 分型 3 型，Tomita 评分 5 分，Tokuhashi 评分 10 分，术前 VAS 评分 6 分，ASIA 分级 E 级。

[治疗]　行一期后路全脊椎整块切除术（total en-bloc spondylectomy，TES），术后病检回报肺癌骨转移，术后 X 线示内固定牢固（图23-2）。术后 VAS 评分 1 分，ASIA 分级 E 级。

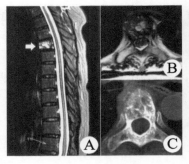

图23-1　术前MRI（A、B）及CT（C）。白色箭头所指为肿瘤部位（T5），Tomita 分型 3 型

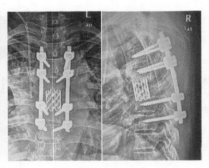

图23-2　术后X线

病例分析

Tomita 和 Tokuhashi 都制定了针对脊柱转移瘤的评分系统，

其中 Tomita 评分系统依据原发肿瘤的性质、主要脏器的转移情况、骨转移的数量这三个指标进行评分，将患者的生存期分为四类并制定了相应的外科策略：①2～4分，预计生存期大于2年，整块切除；②4～6分，预计生存期小于2年，减瘤术；③6～8分，预计生存期小于1年，姑息性的减压手术；④8～10分，预计生存期小于3个月，不进行外科干预。

Tokuhashi 改良评分系统则依据患者一般情况、脊柱外转移灶的数量、脊柱转移灶的数量、主要内脏转移灶的情况、原发肿瘤的性质、脊髓功能受累情况这六个指标进行评分，最终将患者的生存期分为以下几类并制定了相应的外科策略：①0～8分，预计生存期小于6个月，保守治疗；②9～11分，预计生存期大于6个月，姑息性手术，如为单发转移并且无主要脏器转移可行切除手术；③12～15分，预计生存期12个月以上，行切除手术。

本病例为肺癌骨转移，Tomita 评分5分，Tokuhashi 评分10分，按照评分原则，本病例不属于外科积极干预的范畴，但由于患者原发病灶靶向治疗效果好，未发现主要脏器的转移，预估其生存期仍较长，最终决定采用 TES 术式切除病变椎体，术后患者疼痛明显缓解，手术效果良好。

专家点评

本病例虽然为肺癌骨转移，但原发病灶控制良好，未出现脏器多发转移，尚未出现脊髓压迫现象。为了进一步改善患者生活质量，延长生存期，笔者不拘泥于原有的评分系统，仍采用 TES 术式进行了病椎的切除，术后患者疼痛缓解明显。文献也报道

TES 术式在脊柱转移癌的外科治疗上表现出较好的临床效果，特别是在原发病灶得到控制后对于脊柱单一或两处椎体转移病灶的外科治疗，能明显改善患者疼痛及神经功能。

Tomita 和 Tokuhashi 评分系统制定的初衷都是为了可以系统地预估患者的生存期，从而为临床方案的制定提供依据。然而随着医学的进步，以及各种靶向药物的出现，肿瘤内科治疗的效果也得到了提升，患者生存期得到了延长，Tomita 和 Tokuhashi 评分系统的准确性也遇到了巨大的挑战。因此随着肿瘤临床治疗的快速发展，更加全面灵活的脊柱转移瘤评分系统亟待研究。临床医师在面对这些病例时，也应该做到灵活应用各种评分系统，不要过于教条。

参考文献

1. TOMITA K，KAWAHARA N，BABA H，et al. Total en bloc spondylectomy. A new surgical technique for primary malignant vertebral tumors. Spine，1997，229（3）：324-333.

2. TOMITA K，KAWAHARA N. The threadwire saw：a new device for cutting bone. J Bone Joint Surg Am，1996，78（12）：1915-1917.

3. KAWAHARA N，TOMITA K，MURAKAMI H，et al.America，Total en bloc spondylectomy for spinal tumors：surgical techniques and related basic background. Orthop Clin North Am，2009，40（1）：47-63.

4. TOMITA K，KAWAHARA N，MURAKAMI H，et al. Total en bloc spondylectomy for spinal tumors：improvement of the technique and its associated basic background. J Orthop Sci，2006，11（1）：3-12.

5. KAWAHARA N，TOMITA K，MURAKAMI H，et al. Total en bloc spondylectomy of the lower lumbar spine：a surgical techniques of combined posterior-anterior approach. Spine（Phila Pa 1976），2011，36（1）：74-82.

6. BORIANI S, WEINSTEIN J N, BIAGINI R. Primary bone tumors of the spine. Terminology and surgical staging. Spine（Phila Pa 1976）, 1997, 22（9）: 1036-1044.

7. JIMBO H, KAMATA S, MIURA K, et al. En bloc temporal bone resection using a diamond threadwire saw for malignant tumors. J Neurosurg, 2011, 114（5）: 1386-1389.

8. ABDEL-WANIS MEL-S, TSUCHIYA H, KAWAHARA N, et al. Tumor growth potential after tumoral and instrumental contamination: an in-vivo comparative study of T-saw, Gigli saw, and scalpel. J Orthop Sci, 2001, 6（5）: 424-429.

9. TOKUHASHI Y, MATSUZAKI H, ODA H, et al. A revised scoring system for preoperative evaluation of metastatic spine tumor prognosis. Spine, 2005, 30（19）: 2186-2191.

笔记

第八篇
病理骨折

024　右肱骨中段病理骨折（转移癌）

病历摘要

　　患者，男性，61 岁。主因摔伤致右上臂疼痛活动障碍 3 月余入院。

　　[入院查体]　右上臂肿胀，皮温略高。压痛及纵向叩击痛（＋）。末梢感觉、血运好。

　　[辅助检查]　入院后 X 线示右肱骨中段病理骨折，骨折断端骨皮质破坏、变薄（图 24-1）。术前 CT 示病理骨折，骨皮质明显破坏（图 24-2）。术前 MRI 示断端软组织影，T_1 等信号，T_2 高信号（图 24-3）。

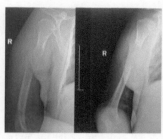

图 24-1　入院后 X 线

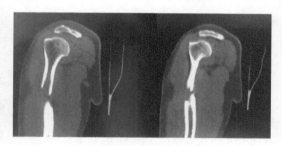

图 24-2　术前 CT

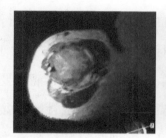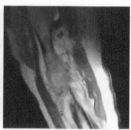

图 24-3　术前 MRI

[治疗]　积极术前准备，术中冰冻回报考虑转移癌。行病灶刮除骨、水泥填充钢板内固定，术后病理回报为转移性腺癌（图 24-4）。复查 X 线示病灶刮除骨、水泥填充、钢板内固定术后（图 24-5）。术后 10 天患者转肿瘤医院继续治疗。

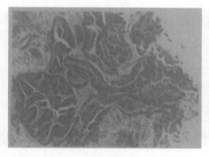

图 24-4　术后病理。送检组织中可见异型性腺体巢团状浸润生长，符合转移性腺癌

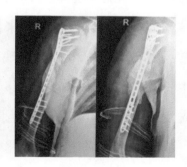

图 24-5　术后 X 线

笔记

病例分析

转移性骨肿瘤是指原发于身体其他部位的恶性肿瘤通过各种途径转移至骨骼并在骨内继续生长所形成的子肿瘤。原发肿瘤诊断明确并经治疗后转移至骨骼，一般较易发现。但原发肿瘤部位和症状隐匿，以转移性骨肿瘤作为主要就诊主诉时，诊断上往往容易混淆，甚至将转移性骨肿瘤当作骨原发的肿瘤进行诊断和治疗。骨是肿瘤最常见的三个转移部位之一。本病多发于 51 ～ 60 岁的老人，男女之比为 2.3 ∶ 1。儿童发生骨转移瘤主要来自肾上腺或交感神经节的成神经细胞瘤，好发于脊椎骨、骨盆和股骨。骨转移肿瘤中又以乳腺癌、肺癌、前列腺癌转移骨者为多见。转移性骨肿瘤的产生主要通过淋巴或血液两种途径，全身各处任何器官的恶性肿瘤都可以通过血液循环或淋巴系统转移至骨骼。

患者有原发性恶性肿瘤的病史，在治疗期间或治疗后数月至数年而发生骨转移。转移部位不同，出现不同的症状及体征。部分患者无原发灶的症状及体征，亦无这方面的病史。首发症状就为转移症状，这类骨转移多来自肾、甲状腺和肝。不同的肿瘤有其常见的转移部位和 X 线表现。转移瘤的体征与症状与恶性肿瘤发生骨转移前大体相似。转移于肢体骨骼的肿瘤主要以局部肿块最先发现，而躯干部的转移性骨肿瘤，以疼痛为首发症状。

视具体情况采用放疗、化疗、生物治疗、中医药治疗，必要时可采用手术治疗。转移性骨肿瘤在诊断明确之后，应及时采用综合治疗。原发性肿瘤病变的治疗是整个治疗中的主要环节。骨骼的病变可以采用手术清除、局部放疗和全身性化学治疗等方法。出现骨骼并发症如病理性骨折时，要及时治疗。

专家点评

　　病理骨折易于误诊误治，本例患者骨折断端骨皮质破坏明显，易于诊断。于当地医院诊断明确，建议手术治疗，患者拒绝手术，随后病情加重，肿胀明显，就诊我科。①病理骨折必须明确是由良性肿瘤还是恶性肿瘤所引起，若为恶性肿瘤必须明确是原发还是继发肿瘤，所以术前穿刺和术中冰冻明确病理很重要。②转移癌引起的病理骨折需手术治疗，手术可以减轻疼痛，恢复骨折的连续性，有利于患者的康复及后续治疗。转移癌病理骨折的内固定应尽可能坚固，骨折远近端使用尽可能多的螺钉，这样即使肿瘤进一步破坏，内固定也不会失效。③转移性骨肿瘤的治疗应综合治疗为主，术后明确诊断，骨折治疗后转相关科室进一步诊治。

025 右肱骨中段病理骨折

病历摘要

患者，男性，14 岁。主因摔伤致右上肢疼痛活动受限 1 天常诊入院。

[入院查体] 右上臂肿胀，上臂中段压痛及纵向叩击痛（+）。末梢感觉、血运好。

[辅助检查] 伤后 X 线示左肱骨中段病理骨折，断端溶骨性改变，骨皮质变薄（图 25-1）。术前 CT 示肱骨中段溶骨性改变，骨皮质变薄，病理骨折（图 25-2）。术前 MRI 示病灶可见明显液平，T_2 高信号（图 25-3）。

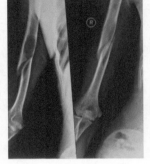

图 25-1 伤后 X 线

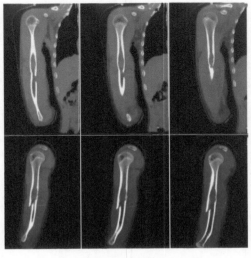

图 25-2 术前 CT

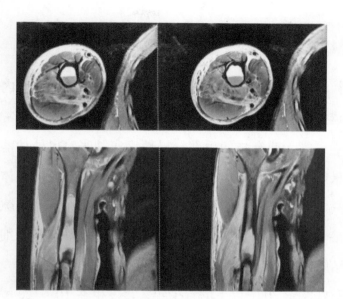

图 25-3　术前 MRI

[治疗]　积极术前准备后，行病灶刮除植骨内固定术，术后病理检查：送检组织中可见血湖，局灶少许纤维囊壁样组织，伴组织细胞反应，倾向动脉瘤样骨囊肿（图 25-4）。术后 X 线病灶刮除植骨钛板内固定（图 25-5）。术后 7 天患者痊愈出院。

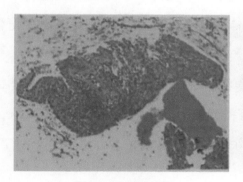

图 25-4　术后病理

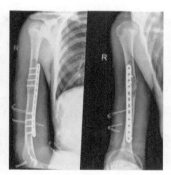

图 25-5　术后 X 线

病例分析

动脉瘤样骨囊肿是一种良性单发骨肿瘤，特点是瘤内有均匀泡沫状透亮区。本病常发生在较大儿童和青壮年，肿瘤常位于长骨干骺端、骨干或脊柱的后部，局部疼痛肿胀，患处功能障碍，位于脊椎时可产生脊髓压迫症状，局部穿刺吸出血样液体且压力通常很高。动脉瘤样骨囊肿是由大小不等充满血液的腔隙组成的膨胀性溶骨性病变，囊壁为含骨样组织、骨小梁和破骨细胞型巨细胞的结缔组织。

本病好发于 30 岁以下的青少年，多发生在 10 ～ 20 岁，病程较长，多数在半年以上。其症状为局部疼痛肿胀，以及患处功能障碍。若病骨表浅，可摸到肿块，局部温度增高，有压痛，患处偶有搏动，多不能触到搏动。大的动脉瘤样骨囊肿可闻及杂音。局部穿刺不仅可以吸出血样液体，而且病灶内压力通常很高。长管状骨的病变邻近关节时，可造成运动障碍。脊柱病变能引起腰背疼痛和局部肌肉痉挛。瘤体持续长大或椎体塌陷会出现脊髓和神经根的压迫症状。

X 线表现偏于一侧的显著溶骨性病变，皮质变薄，呈吹气样，边缘有狭窄的硬化带，其中有粗或细的不规则小梁分隔成蜂窝状，部分病例可见骨膜反应。切除或刮除病变并植骨常可治愈。

专家点评

①本例患者 14 岁，X 线、CT 可见病灶溶骨性破坏，边界清楚，骨皮质变薄，未见骨膜反应及软组织肿块。MRI 可见病灶有液平，

呈动脉瘤样骨囊肿的特征性表现。②动脉瘤样骨囊肿为良性病变，引起的病理骨折，治疗方法为病灶刮除植骨内固定。③瘤样病变是病理骨折常见的原因之一，包括骨囊肿、动脉瘤样骨囊肿、嗜酸性肉芽肿等，青少年多见，由轻微暴力引起，手术病灶刮除植骨内固定能够取得良好的治疗效果。

026　左股骨远端病理骨折

病历摘要

　　患者，女性，41岁。主因摔伤致左膝关节疼痛，活动障碍1天，急诊入院。

　　[入院查体]　左膝关节肿胀明显，股骨远端内侧压痛明显。末梢感觉、血运尚可。

　　[既往史]　入院追问病史，患者15年前行左股骨远端骨巨细胞瘤刮除、同侧髂骨植骨术。

　　[辅助检查]　①急诊X线示左股骨远端偏心溶骨样改变，无骨膜反应及软组织肿块，内髁病理骨折（图26-1）。②术前MRI示股骨远端病灶呈高信号（图26-2）。③术前CT示病理骨折，内侧皮质破坏严重，边界清楚，冠状位骨折线通关节腔（图26-3）。

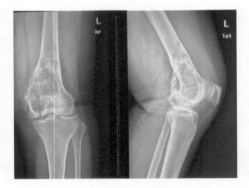

图26-1　急诊X线

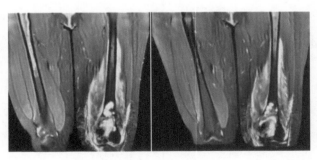

图26-2　术前MRI

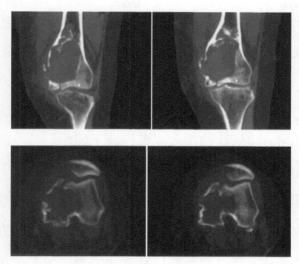

图 26-3 术前 CT

[治疗] 积极术前准备,行股骨远端病灶刮除＋骨水泥填充＋钢板内固定术。术后病理检查:送检组织考虑骨巨细胞瘤伴出血坏死、囊性变(图26-4)。术后行X线检查示固定良好(图26-5)。

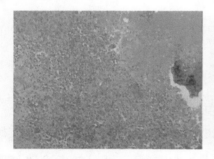

图 26-4 术后病理

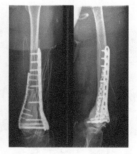

图 26-5 术后 X 线

病例分析

骨巨细胞瘤在 1940 年首次被 Jaffe 发现,为常见的原发性骨肿瘤之一,来源尚不清楚,可能起始于骨髓内间叶组织。骨巨细胞瘤具有较强的侵袭性,对骨质的溶蚀破坏作用大,极少数有

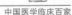

反应性新骨生成及自愈倾向,可穿过骨皮质形成软组织肿块,刮除术后复发率高,少数可出现局部恶性变或肺转移(即所谓良性转移)。骨巨细胞瘤为中间型或潜在恶性的肿瘤。本病多在20~40岁发病,女性发病率高于男性。骨巨细胞瘤的原发部位多发生在骨端,随病灶的扩大逐渐侵及干骺端。骨巨细胞瘤多侵犯长骨,以股骨下端及胫骨上端为最多。

骨巨细胞瘤的X线改变对本病的诊断提供了重要线索。主要表现为侵及骨端的溶骨性病灶,具有偏心性、膨胀性,边缘无硬化,也无反应性新骨生成,病变部位骨皮质变薄,呈肥皂泡样改变。伴有病理性骨折,系溶骨破坏所致,通常无移位。

骨巨细胞瘤的治疗以手术切除为主,应用切刮术加灭活处理,植入自体或异体松质骨或骨水泥。本病复发率高,对于复发者,应做切除或节段截除术或假体植入术。

专家点评

本例患者15年前行骨巨细胞瘤病灶刮除、植骨内固定术,此次轻微暴力致骨折,骨折无明显移位但病灶范围大,骨质破坏严重特别是内侧。对于复发的骨巨细胞瘤,可以考虑瘤段切除肿瘤假体植入,但考虑患者41岁,与患者充分沟通后行病灶刮除、骨水泥填充、钢板内固定手术。病灶整块切除肿瘤假体重建局部复发率低,早期膝关节功能好,但远期假体松动、断裂、骨吸收、感染等并发症发生率高,患者常面临二次或多次翻修,功能越来越差。病灶刮除、骨水泥填充虽然局部复发率较整体切除高,但膝关节的功能好,特别是远期功能。所以近年来对于复发的病例,越来越多的学者首先采用病灶刮除、骨水泥填充的治疗办法，即使再复发仍然可以整块切除肿瘤假体置换。从影像学检查可看到本例患者股骨远端破坏以内侧为主，外侧也有部分破坏且范围较大，从稳定性及早期功能锻炼的角度考虑，行内外侧固定较为可靠。

参考文献

1. 中华外科杂志编辑部 . 骨巨细胞瘤生物学特性及治疗对策高级学术论坛学术讨论纪要 . 中华外科杂志，2006，44（12）：793-796.

2. GHERT M，SIMUNOVIC N，COWAN R W，et al. Properties of the stromal cell in giant cell tumor of bone. Clin Orthop Relat Res，2007，459：8-13.

3. WULLING M，DELLING G，KAISER E. The origin of the neoplastic stromal cell in giant cell tumor of bone. Hum Pathol，2003，34（10）：983-993.

4. NISHIMURA M，YUASA K，MORI K，et al. Cytological properties of stromal cells derived from giant cell tumor of bone（GCTSC）which can induce osteoclast formation of human blood monocytes without cell to cell contact. J Orthop Res，2005，23（5）：979-987.

5. GORUNOVA L，VULTVON S F，STORLAZZI C T，et al. Cytogenetic analysis of 101 giant cell tumors of bone：nonrandom patterns of telemetric associations and other structural aberrations. Genes Chromosomes Cancer，2009，48（7）：583-602.

6. GEBRE-MEDHIN S，BROMBERG K，JONSON T，et al. Telomeric associations correlate with telomere length reduction and clonal chromosome aberrations in giant cell tumor of bone. Cytogenet Genome Res，2009，124（2）：121-127.

7. MOSLOVSZKY L，SZUHAI K，KRENACS T，et al. Genomic instability in giant cell tumor of bone. A study of 52 cases using DNA ploidy，resocialization FISH，and array-CGH analysis. Genes Chromosomes Cancer，2009，48（6）：468-479.

8. MAK I W，SEIDLITZ E P，COWAN R W，et al. Evidence for the role matrix metalloproteinase-13 in bone resorption by giant cell tumor of bone. Hum Pathol，2010，41（19）：1320-1329.

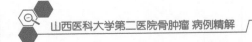

9.　SI A I, HUANG L, XU J, et al. Expression and localization of extracellular matrix metalloproteinase inducer in giant cell tumor of bone. J Cell Biochem, 2003, 89(6): 1154-1163.

10.　GORTZAK Y, KANDEL R, DEHESHI B, et al. The efficacy of chemical adjuvants on giant-cell tumor of bone. An in vitro study. J Bone Joint Surg Br, 2010, 92（10）: 1475-1479.

11.　TANG T, ZHANG G, Wang X L, et al. Effect of water-soluble P. chitosan and S-chitosan on human primary osteoblasts and giant cell tumor of bone stromal cells. Biomed Mater, 2011, 6（1）: 015004.

12.　BALKE M, CAMPANACCI L, GEBERT C, et al. Bisphosphonate treatment of aggressive primary, recurrent and metastatic giant cell tumor of bone. BMC Cancer, 2010, 10（3）: 462.

13.　LAU C P, HUANG L, TSUI S K, et al. Pamidronate, farnesyl transferase, and geranylgeranyl transferase- I inhibitors affects cell proliferation, apoptosis, and OPG/RANKL, mRNA expression in stromal cells of giant cell tumor of bone. J Orthop Res, 2011, 29（3）: 403-413.